协和医生答疑丛书

荣获国家科学技术进步奖

中国医学科学院健康科普研究中心推荐读本

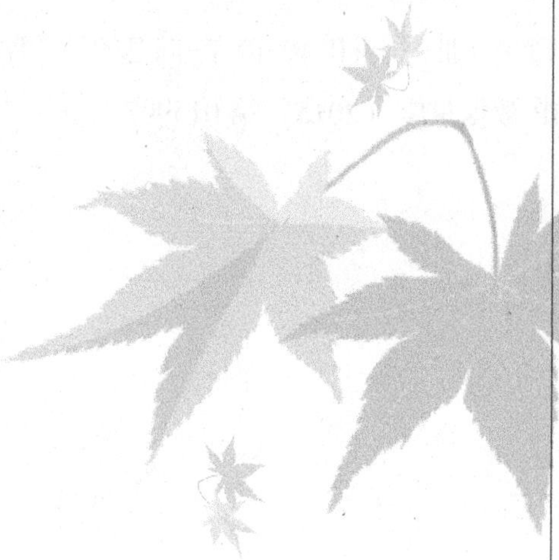

淋巴瘤

173个怎么办

段明辉　著

中国协和医科大学出版社

图书在版编目（CIP）数据

淋巴瘤173个怎么办／段明辉著．—北京：中国协和医科大学出版社，2015.4
（协和医生答疑丛书）
ISBN 978-7-5679-0258-9

Ⅰ.①淋… Ⅱ.①段… Ⅲ.①淋巴瘤-诊疗-问题解答 Ⅳ.①R733.4-44

中国版本图书馆CIP数据核字（2015）第015907号

协和医生答疑丛书
淋巴瘤173个怎么办

编　　著：段明辉
责任编辑：吴桂梅

出版发行：中国协和医科大学出版社
（北京市东城区东单三条9号　邮编100730　电话010-65260431）
网　　址：www.pumcp.com
经　　销：新华书店总店北京发行所
印　　刷：北京捷迅佳彩印刷有限公司

开　　本：710×1000　1/16
印　　张：10
字　　数：120千字
版　　次：2015年7月第1版
印　　次：2024年3月第5次印刷
定　　价：35.00元

ISBN 978-7-5679-0258-9/01

丛书序言

“协和”是中国医学的金字招牌，也是许多中国百姓心中最高医学水平的象征。正是如此，全国各地近些年如雨后春笋般地出现许许多多的“协和医院”。但医学界知道，“协和”有北京、武汉、福建三个老牌医院；对于北方的大多数人而言，“协和”特指北京协和医院和北京协和医学院。

“北京协和”联系着黄家驷、林巧稚、张孝骞、吴英恺、邓家栋、吴阶平、方圻等一位位医学泰斗，也联系着一代代“新协和人”的劳动创造。这里有科学至上、临床求真、高峰视野、学养博深等闪光品格，也有勤学深思、刻苦务实、作风严谨、勇于创新等优秀精神。

“协和医生答疑丛书”是协和名医智慧和经验的总结，由北京协和医学院和北京协和医院众多专家参与编写，体现了这些专家对疾病的认识和对患者的关怀，更重要的是展示了他们多年甚至是一生临床诊疗的丰富经验。

“协和医生答疑丛书”因为其科学性、权威性和实用性，获得中国科普图书最高奖——国家科学技术进步奖二等奖。协和专家长期从事专业工作，写作语言并不十分通俗，也不够活泼，但这些在医学巅峰的医学专家写出了自己独特的经验和独到的见解，给读者尤其是患者提供了最科学最有效的建议。

几十年来，全国各地成千上万的患者为获得最好的治疗，辗转从基层医院到地市医院，再到省级医院，最后来到北京协和医院，形成“全国人民上协和”的独特景观。而协和专家也在不断总结全国各级医院的诊疗经验，掌握更多的信息，探索出更多的路径，使自己处于诊治疑难病的优势地位，所以“协和”又是卫生部指定的全国疑难病诊疗指导中心。

“协和医生答疑丛书”不是灵丹妙药，却能帮您正确认识身体和疾病，通过自己可以做到的手段，配合医生合理治疗，快速有效地康复。书中对疾病的认识和大量的经验总结，实为少见，尤为实用。

袁钟

中国医学科学院健康科普研究中心主任

2015年春

前　言

近年来，淋巴瘤越来越受到人们的关注。来自多个国家的数据显示，尽管原因不明，但淋巴瘤的发病率越来越高，美国近年的统计显示，全美年新增淋巴瘤病例超过 7 万。我国 2012 年数据显示，淋巴瘤发病率为 4.30/10 万，按照 13 亿人计算，年新增病例 4 万余人，在十大致死性恶性肿瘤中排名第 7。

实际上，淋巴瘤不是一个独立的疾病实体，而是由多种不同类型疾病组成的疾病群。随着现代医学技术的进步，对淋巴瘤的详细分类越来越细致深入，从 2001 年世界卫生组织（WHO）第 1 次统一淋巴瘤分型以来，短短十余年，这个分型系统已经更新了 3 版。不同的淋巴瘤类型，治疗原则和疗效可能差异较大，有的已经可以治愈，有的只能控制症状，因此，笼统地谈论淋巴瘤的治疗是不合适的。近年来，淋巴瘤的治疗经历了几次质的飞跃，从常规细胞毒化疗，到以利妥昔单抗（美罗华）为代表的生物免疫治疗，再到硼替佐米（万珂）和来那度胺等免疫调节药物，直至最近 B 细胞受体信号通道中布鲁顿酪氨酸激酶（BTK）抑制剂的问世，科学家们对淋巴瘤发生机制的认识越来越深入，强效低毒的靶向性治疗药物已经在淋巴瘤治疗中显示出里程碑式的效果。最终，随着主动细胞免疫治疗研究的深入，例如嵌合抗原受体修饰后的 T 细胞（CART 细胞）的成功应用，我们也越来越接近淋巴瘤治疗的终极目标，即根治所有类型的淋巴瘤。

在淋巴瘤的认识方面，目前社会上存在较多误区。互联网中充斥着关于淋巴瘤的海量信息，其中难免有陈旧甚至错误的认识。一些患者误将淋巴瘤认为系一种单一疾病，不待明确分型就开始盲目治疗；诊断为高侵袭性淋巴瘤的患者，有时候为了所谓“调养身体”而耽误了强有力的化疗，最终错失最佳治愈时机；某些病变尚在早期的惰性淋巴瘤本无需治疗，但是一些患者错误地追求根治，从而导致过度治疗，最终带来严重的治疗相关不良反应。活组织病理检查是诊断淋巴瘤的必备条件，有些患者对淋巴结活检顾虑重重，宁可进行多种无创检查，也不愿意做最简单的活组织病理检查，从而导致诊断延误。由于淋巴瘤分型复杂，部分淋巴瘤甚至兼具多种类型的特点，加上现有技术手段的局限性，所以，偶尔会出现不同的病理医生对同一份标本诊断意见完全相反的现象，此时患者需要多方会诊，才有可能最终明确诊断。

本书通过对淋巴瘤诊断治疗中常见问题的简要描述，希望为大多数淋巴瘤患者提供原则性建议。但是，由于作者能力有限，书中难免存在错误和认识不足的地方。由于长期从事淋巴瘤临床医疗工作，思维定势难以避免，虽然已经尽力采用通俗的语言，但是依然难免夹杂晦涩的专业术语，使普通读者难以准确理解，还希望读者多提宝贵意见。希望本书能够让读者全面了解淋巴瘤的相关医学知识，但是，当面就诊是临床医学诊疗工作所必需的，因此，本书绝对不能代替专业医生的当面诊治，这点还希望广大读者注意。

编　者

2014年12月

目 录

一、了解免疫系统和循环系统

二、淋巴瘤的诊断和分类

三、淋巴瘤的分期和治疗

四、淋巴瘤的化疗和放疗

五、淋巴瘤的其他治疗

六、如何应对淋巴瘤

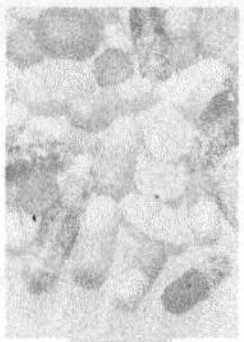

一

了解免疫系统和循环系统

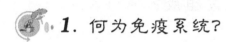

介绍免疫系统和循环系统，了解其功能以及与淋巴瘤的关系。

1. 何为免疫系统？

所有淋巴瘤都来源于各种类型的淋巴细胞，这些细胞是组成正常免疫系统的重要部分。因此，欲了解淋巴瘤，必须先了解免疫系统。免疫系统是人体执行免疫应答及免疫功能的重要组成部分，是人体抵御病原侵犯最重要的保卫体系，同时在机体对各种疾病的反应中扮演重要角色。如果将人体看做一个社会，免疫系统就是维持社会和谐稳定的重要力量。免疫系统紊乱会导致很多疾病的发生，现在已知多种肿瘤、感染、自身免疫病（如红斑狼疮、干燥综合征）都与免疫系统紊乱有关。但是，并非只有免疫力低下才会导致疾病，实际上，很多疾病是免疫反应过强造成的，例如，2003 年中国发生的 SARS，多数患者致死的主要原因并非病毒本身，而是对冠状病毒过强的免疫反应。因此，一味追求“提高免疫力”的食疗措施是不可取也不现实的。

2. 免疫系统有什么功能？

免疫系统主要有三方面的功能。

（1）可以识别和清除外来入侵的物质，如病原微生物等，从而防止外界病原体入侵，清除已入侵病原体及其他有害物质，这种功能被称之为“免疫防御”。

（2）可以识别和清除体内发生突变的肿瘤细胞、衰老细胞、死亡细胞或其他有害的成分，也就是说可以随时发现和清除体内出现的“非己”成分，这种功能被称之为“免疫监视”。

（3）通过自身免疫耐受和免疫调节作用，使免疫系统内环境保持稳定，这种功能被称之为“免疫自身稳定”。

3. 免疫系统由哪些成分组成？

免疫系统由免疫器官、免疫组织、免疫细胞和免疫分子组成。广义上说，淋巴系统仅仅是免疫系统的一个重要组成成分，承担抵御外界异物侵袭的器官组织都是免疫系统的组成部分，例如皮肤、胃肠道等，保持这些器官的完整就可以保持免疫系统的稳定，这点其实很容易理解，如果皮肤有破损，外界微生物就可以很容易地侵入机体，所以，皮肤和胃肠道完好无损是机体免疫能力完好的重要体现。

狭义来说，免疫系统主要是指淋巴系统，该系统由不同的部分组成，包括全身淋巴结以及贯穿并连接它们的单向盲管状淋巴管道，还有扁桃体、脾脏、胸腺等。此外，血液循环系统和骨髓也是淋巴细胞存在并行使功能的主要部位。脾脏是重要的淋巴器官，位于左上腹，紧贴胃的下方，正常情况下为拳头大小，发生淋巴瘤时脾脏可能增大。胸腺是另外一个重要的淋巴器官，位于胸骨正后方，在儿童和年轻人身上具有生理功能，随着年龄增大，胸腺失去功能并逐渐萎缩。

4. 什么是淋巴细胞？

在淋巴管中循环的淋巴液含有大量淋巴细胞，淋巴细胞是白细胞的主要组成成分之一，是淋巴系统几乎全部免疫功能的主要执行者，是对抗外界感染和监控体内细胞变异的一线“士兵”。这些免疫功能包括抵抗感染、监控肿瘤发生、清除衰老细胞等。淋巴细胞主要由两种细胞组成，即 B 细胞和 T 细胞，两种细胞相互配合，同时与其他免疫细胞共同协作，完成复杂的免疫功能。整个免疫体系受到极其精密地调控，其中任何一环发生异常，就会导致相应的疾病发生。例如，某些情况下，淋巴细胞将自身组织或者器官当做异物，错误地进行攻击，其结果就会导致自身免疫性疾病，例如红斑狼疮和类风湿关节炎等。另外一种情况下，淋巴细胞如果失去了对自身突变细胞的监控能力，就会导致各种肿瘤的发生，例如淋巴瘤等。所以，淋巴细胞的适度反应是避免疾病发生的关键因素，不适当的反应，无论是过强还是过弱，均会导致疾病的发生。

5. 什么是 B 细胞?

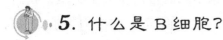

B 细胞来源于骨髓的多能干细胞，禽类中 B 细胞在法氏囊内发育生成，故又称囊依赖淋巴细胞、骨髓依赖性淋巴细胞，简称 B 细胞。人类虽然没有法氏囊，但是沿用了禽类的称呼，同样命名这种细胞为 B 细胞。与 T 细胞相比，它的体积略大。这种淋巴细胞受抗原刺激后，会增殖分化出大量浆细胞。浆细胞可合成和分泌抗体，并在血液中循环。

6. 什么是 T 细胞?

T 细胞同样来源于骨髓的多能干细胞。在人体胚胎期和初生期，骨髓中一部分多能干细胞或前 T 细胞迁移到胸腺内，在胸腺激素的诱导下分化成熟，成为具有免疫活性的 T 细胞。T 细胞的名称就来源于其发育的部位——胸腺（thymus）的英文首字母。区分自身和外界物质是 T 细胞的重要功能，T 细胞通常在胸腺完成“培训”，然后才能获得这种能力，这种“培训”主要发生在幼年时期，这时候胸腺是具有生理功能的器官，随着青春期的结束，胸腺的生理功能逐渐消失，但是，完成胸腺“培训”的 T 细胞已经足够一生之用，在此时胸腺将完全萎缩，在系统中不再担负任何功能。如果胸腺发生疾病，例如胸腺瘤，这种病理状态下，T 细胞培训将发生异常，由此会引起功能紊乱，从而导致一系列疾病，例如纯红细胞再生障碍性贫血、重症肌无力等。

7. 如何区别 B 和 T 细胞？

普通显微镜下，T 和 B 细胞很难鉴别，现代医学技术发现，T、B 细胞表面的蛋白质类型存在不同，根据不同的蛋白质分子类型，我们可以将两者区别开来。通常情况下，这些蛋白质分子用不同的 CD 分子标记，检测不同 CD 分子的技术通常包括流式细胞仪、免疫组织化学等。鉴别 B 和 T 细胞对于诊断淋巴瘤非常重要，是决定进一步治疗和判断预后的前提。

8. 什么是自然杀伤细胞（NK 细胞）？

自然杀伤细胞（NK 细胞）也是淋巴细胞的一种，在外周血液中通常表现为大颗粒淋巴细胞。自然杀伤细胞在免疫系统中具有重要功能，所以，由于遗传缺陷导致自然杀伤细胞缺乏时，患者很快会因为感染死亡。自然杀伤细胞异常可以导致一系列淋巴瘤或者白血病，例如大颗粒淋巴细胞白血病，但是这类疾病相对少见。

9. 淋巴细胞如何在全身进行循环？

免疫细胞在全身的分布依赖两个循环系统，即血液循环系统和淋巴管系统。血液循环系统提供人体赖以生存的氧和养分，也是清除各

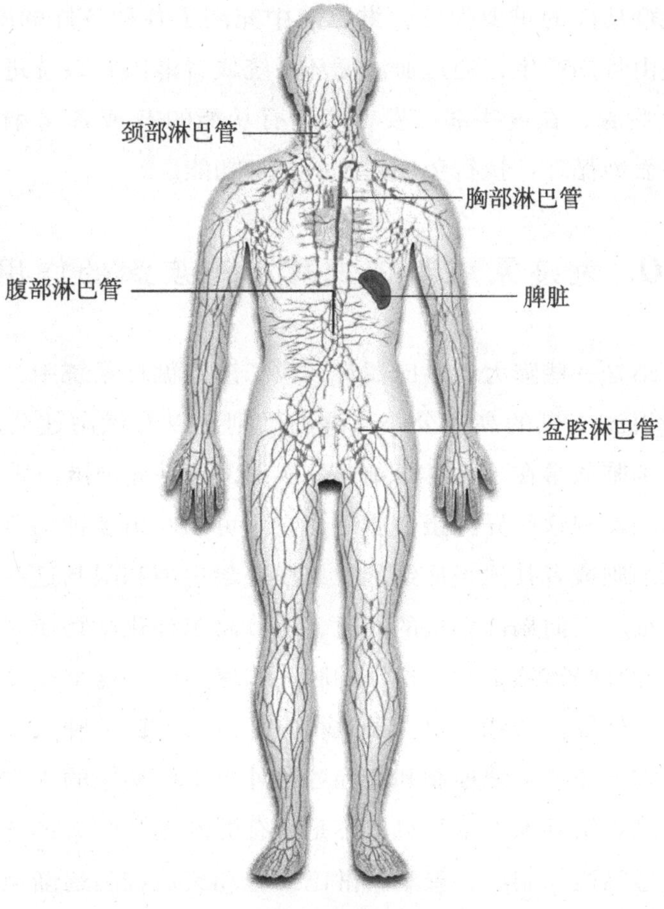

人体淋巴管系统示意图

种代谢产物的重要通道。此外，白细胞也是血液循环系统中的重要成分，担负着抵抗感染和监视肿瘤等疾病发生的重要责任，其中包括淋巴细胞和各种粒细胞等。血液循环中还具有多种蛋白质，也承担着重要的生理功能，例如负责止血的各种凝血因子以及负责体液免疫的各种免疫球蛋白。

淋巴管系统的“知名度”远不如血液循环系统，它通常与血液循环系统的静脉并行，与血液循环的动静脉封闭式循环不一样，淋巴管系统是一种单向管道，最终引导淋巴液由全身流向心脏。淋巴管系统是完成免疫功能的重要保障，淋巴液中充满了各种各样的淋巴细胞。淋巴细胞由骨髓产生，通过血液循环系统或者淋巴管系统进入淋巴结和（或）胸腺，在这些部位发育成为有功能的B或者T细胞，然后再度回到血液循环，执行免疫系统的各种功能。

10. 免疫系统如何发挥抵御疾病的作用？

淋巴结是一些膨大的淋巴器官，位于淋巴循环系统中，如果把淋巴管看做川流不息的高速公路，淋巴结则可以看做高速公路的休息站。淋巴细胞通常在这些淋巴结第一次遇上各种异种蛋白质（抗原），当淋巴细胞发现这些异种蛋白质时，它们可以发出多种信号，招募更多的淋巴细胞或者其他炎症细胞聚集在一起包围和限制这些异种蛋白质，这些细胞在向局部聚集的同时，还分泌多种化学物质，增强炎症反应。急性呼吸道感染时扁桃体的肿大和疼痛就是这个炎症过程的典型例子。其他部位的感染也会导致相应部位的淋巴结肿大和疼痛。这个过程其实是免疫系统控制和清除各种外界入侵病原的正常反应。感染所致的淋巴结肿大并不少见，不是所有的淋巴结肿大都意味着肿瘤发生。当感染被控制后，聚集的淋巴细胞和炎症细胞逐渐消散，肿大的淋巴结会逐渐缩小。有时候，如果炎症反应较重，肿大的淋巴结可能不会完全恢复到原先的大小。

脾脏是免疫系统中一个特殊的器官，其功能类似一个较大的淋巴结。脾脏中含有大量的淋巴细胞，同时也是淋巴细胞接触异物蛋白（抗原）的重要部位。很多感染性疾病可以导致脾脏的肿大，例如疟疾和EB病毒感染所致的传染性单核细胞增多症。EB病毒由Epstein和Barr于1964年首次从非洲儿童Burkitt淋巴瘤细胞中发现，此后即用两位发现者的名字命名，目前认为EB病毒与多种淋巴瘤发生有关。很多方法可以发现增大的脾脏，医生进行腹部触诊是最可靠的办法，B超则是最简单有效的影像学检查方法。脾脏在免疫系统中具有重要地位，很多淋巴细胞功能的“培训”离不开脾脏。不过，这种“培训”在青春期以前即可全面完成，而在此之后，人类免疫系统可以脱离脾脏，独立执行免疫功能，因此，某些特殊的情况下，脾脏是可以被切除的，例如遗传性球形红细胞增多症患者，但是脾脏切除手术不能太早，应该尽可能在青春期后再安排。而且，在手术切除之后，需要采取一些避免特殊细菌感染的措施，例如服用链球菌疫苗等。

总体上，免疫系统就如同一支抵御外界入侵的多兵种合成军队，各种具有不同功能的淋巴细胞则是执行具体防御功能的士兵。这些士兵昼夜不息地巡视着整个身体，在淋巴结、脾脏、扁桃体等部位，抵御外界异物的战争时时刻刻都在发生。

11. 什么是骨髓？

骨髓是位于多数骨头中央空腔里的软组织，是血细胞的祖先——造血干细胞居住并最终形成各种血细胞的地方。血液中的白细胞、红细胞、血小板等都是在骨髓中生成的，由造血干细胞经过多个阶段逐渐发育成熟，然后从骨髓中释放，最终进入外周血。外周血与骨髓中的细胞保持着动态平衡，一旦外周血中血细胞减少，骨髓就会增加这种细胞成分的生产速度，相应地补充外周血的不足，例如，急性失血

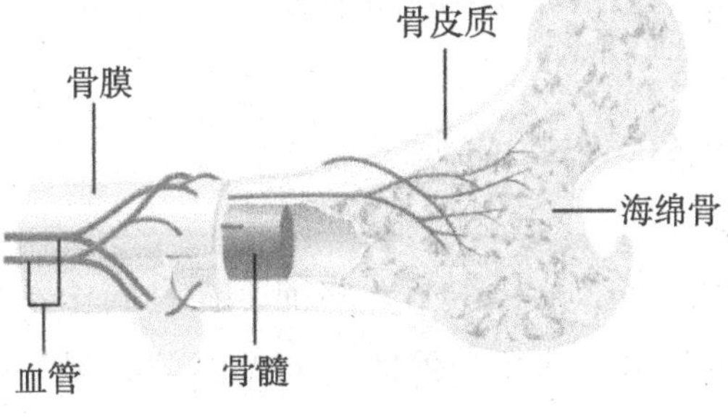

骨髓示意图

或者溶血时，通常需要做骨髓检查，可以发现其中的幼稚红细胞成分明显增多。骨髓通常由造血组织和脂肪组织组成，幼儿时期造血成分占据全身骨髓的绝大多数，随着年龄的增长，以及身体体积的增加，不再需要全身骨髓即可满足全身血细胞供给，所以，骨髓中造血组织逐渐退缩，脂肪组织所占比例逐渐增加。最终，成年人身体中，仅颅骨、椎骨、肋骨、骨盆以及四肢长骨的两端才保留有造血需要的红骨髓。淋巴细胞也由骨髓中造血干细胞发育而来，很多淋巴瘤都会影响到骨髓，因此，淋巴瘤的诊断和疗效评价中，骨髓的全面检查必不可少。

12. 除了淋巴细胞，骨髓还能产生哪些血细胞？

除了淋巴细胞外，骨髓还能产生很多种血细胞，它们具有一个共同的祖先，即所谓的造血干细胞。理论上，造血干细胞只能向血细胞分化，这点与胚胎干细胞不一样，后者可以向多种细胞分化。关于造血干细胞用于血液疾病治疗的研究方兴未艾，而囿于伦理、宗教等因素限制，胚胎干细胞的相关研究则停滞不前。骨髓中除了造血干细胞，还存在间充质干细胞，能够分化发育成骨髓间质细胞，间充质干细胞移植也是近年来研究的热点。

红细胞、白细胞和血小板是最主要的外周血细胞成分，如前所述，T 和 B 细胞则是白细胞中的两种。

13. 什么是白细胞？

所有的白细胞都由骨髓产生，白细胞在骨髓中发育成熟，然后释放进入血液循环，在外周血中停留不同的时间，最终随着生理需要进入各种组织。在血液循环过程中，这些白细胞通常会完成各自不同的生理功能。

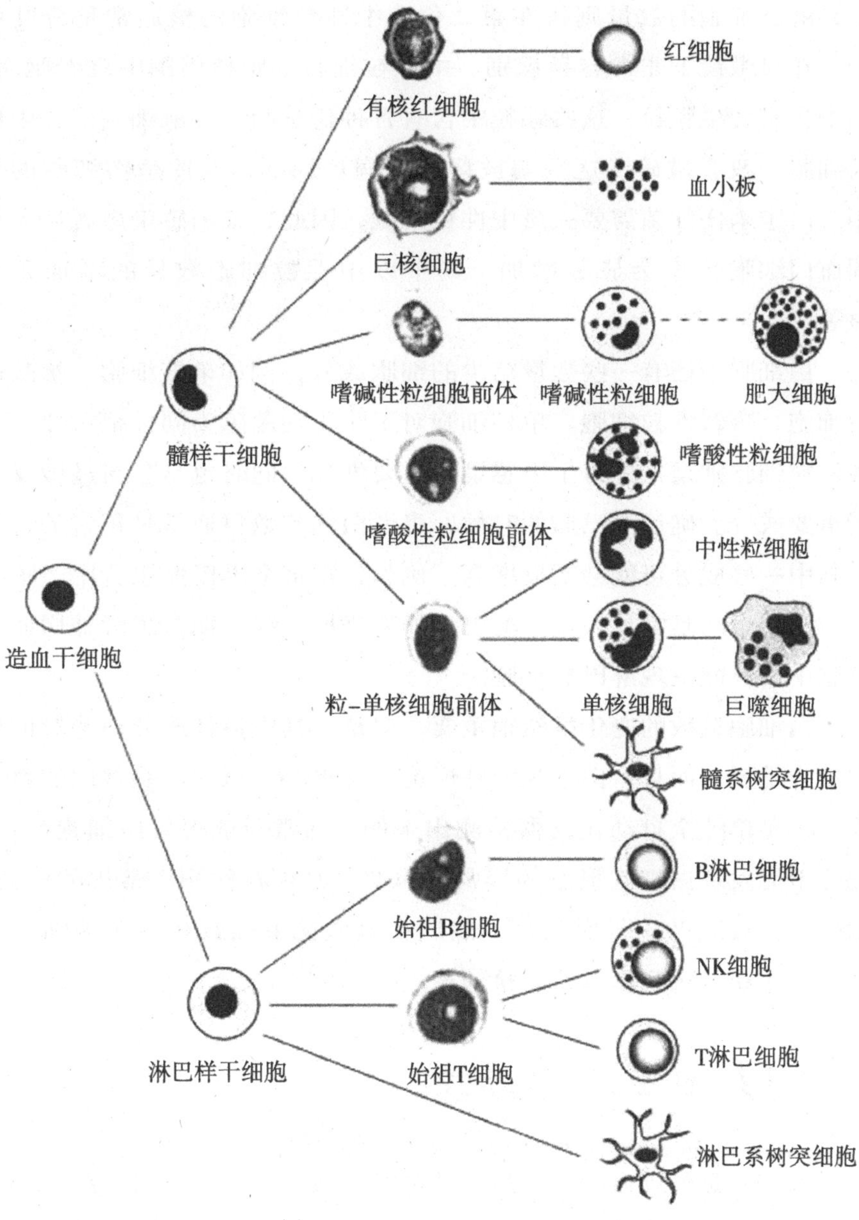

血细胞的发育成熟示意图

中性粒细胞是白细胞中最多见的细胞，其主要功能是抵抗细菌感染，淋巴细胞的数量则排在第2位。中性粒细胞的核通常是分叶状的，在显微镜下非常容易识别。中性粒细胞细胞核周围围绕着胞质，其中含有大量颗粒，这些颗粒中含有各种化学酶，接触细菌后，中性粒细胞一般会破碎，这些酶被释放到病灶局部，发挥杀伤细菌的作用。由于杀伤细菌需要大量中性粒细胞，因此，细菌感染患者后，外周血白细胞数量会显著增加，其中以中性粒细胞数量的增加尤其显著。

白细胞中还有一些数量略少的细胞成分，例如单核细胞、嗜酸性粒细胞、嗜碱性粒细胞。单核细胞对于防止细菌感染同样很重要。嗜酸性粒细胞则是抵抗寄生虫感染的重要细胞，同时也是参与过敏反应的重要成分。确诊淋巴瘤的时候，患者白细胞数目通常是正常的，但是其中一些成分可能会明显增高，例如，霍奇金淋巴瘤患者中，嗜酸性粒细胞增高是常见表现。淋巴瘤如果进展至终末期，患者外周血白细胞中有可能发现淋巴瘤细胞。

白细胞总数的变化虽然很重要，但是，其中每种成分的绝对值计数更为重要，而且，白细胞的外形也非常重要。目前医院常用的血常规，都是单纯全自动化仪器检测出来的，通常只能报告白细胞数目，往往不能发现白细胞形态的异常，因此，必须在检测血常规的同时，取极少量血液做一张血涂片，然后在显微镜下细致观察各种细胞形态，从而获得疾病诊断的完整信息。

14. 什么是红细胞?

红细胞是外周血中数量最多的细胞，成熟红细胞没有细胞核，但含有大量的血红蛋白，血红蛋白可以与氧气结合，然后在适当的时候再与氧气分离，从而为全身提供氧气供应，而氧气则是维系生命的基本物质之一。血红蛋白低于正常即被称为“贫血”，可能使全身氧气供应不足，从而导致乏力、虚弱等症状，严重时可以危及生命。诊断贫血非常简单，一个简单的血常规就可以诊断，但是，单纯诊断贫血并不足够，搞清楚贫血背后的原因才是最重要的。贫血的原因多种多样，需要更多的检查才能明确，只有明确贫血的原因后，才能针对性地安排有效治疗。淋巴瘤患者通常也会有贫血表现，淋巴瘤细胞侵犯骨髓是常见原因，放化疗等各种治疗也可能是贫血的原因。

15. 什么是血小板？

血小板是外周血里另一种重要成分。血小板不是完整的细胞，而是一些细小的细胞碎片，来源于骨髓中体积庞大的巨核细胞，这些细胞在骨髓中分化成熟，最终分裂形成血小板。血小板具有启动血液凝固的功能，是人体止血系统的重要成分。血小板减少会出现各种出血症状，例如皮肤淤斑、鼻出血、月经增多等，严重时会引起致命性内脏出血，例如脑出血。目前的研究认为，血小板水平低于 $10\times10^9/L$ 时，可能引起严重出血而危及生命，此时通常需要进行血小板输注，可以避免和减轻严重出血的风险。淋巴瘤患者也会出现血小板减少，肿瘤侵犯骨髓是常见原因，抗淋巴瘤化疗或放疗均会抑制骨髓巨核细胞生长，从而引起血小板减少。此外，由于淋巴瘤可以引起自身免疫紊乱，也可能引起继发性血小板减少性紫癜，甚至在出现淋巴瘤其他症状之前，就可以出现特发性血小板减少性紫癜的表现，因此，对于中老年特发性血小板减少性紫癜患者，必须警惕表面现象背后可能存在的淋巴瘤。

偶然情况下，淋巴瘤或者其他肿瘤患者会出现血小板计数增高，这是对感染、炎症及肿瘤性疾病所释放的细胞因子的一种反应。通常情况下，随着肿瘤治疗的进行，血小板数目会逐渐降低至正常范围，所以，并不需要针对血小板增高做特殊治疗。淋巴瘤继发冷球蛋白血症时，因为冷球蛋白体外聚集的干扰，自动化计数仪可能将其识别为血小板，从而导致计数增高，这种假性血小板增多症较为罕见，通过手工计数可以明确诊断。

16. 什么是体液免疫，其主要承担者——抗体是什么？

免疫系统通常采用两种方式抵抗外源性感染，一种称为体液免疫机制，执行这种攻击机制的细胞是 B 细胞。另外一种机制称为细胞免疫，主要执行细胞则是 T 细胞。这两种机制相互协作，最终达到清除外源性感染的目的。

在体液免疫机制中，抗体是机体抵御外源性感染的主要武器，抗体是一种“Y”形蛋白质，当碰上外源性感染时，抗体前面叉开的部分，犹如双臂一样紧紧抱住病原菌，后面的“腿”则与其他免疫细胞结合，例如巨噬细胞，最终巨噬细胞将已经被抗体包绕的病原菌“吞下”，病原菌在细胞内被杀死。目前市场上用于肿瘤治疗的单克隆抗体有很多，这些都是具有特殊用途的抗体，例如治疗淋巴瘤的抗 CD20 单抗（利妥昔单抗，又称美罗华），它可以包绕具有 CD20 分子的肿瘤细胞，然后将其拖到其他免疫细胞附近，通过多种免疫机制进行杀伤，这种杀伤具有与传统化疗药物完全不同的作用机制，因此，与传统化疗联合起来，可能起到事半功倍的效果。

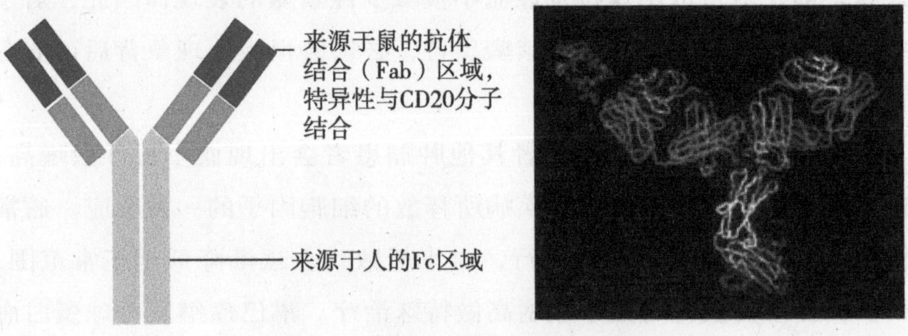

抗 CD20 人鼠嵌合单克隆抗体结构示意图

17. B细胞如何抵抗疾病?

B 细胞与外源性异物蛋白质的相互作用是特异性的，也就是说，对于每一种异物蛋白质，只能有一群相应的 B 细胞与之相互作用，它们之间类似于门锁与钥匙的关系。世间万物千差万别，人体如何形成针对每一种物质的特殊“钥匙”呢？针对每一种门锁，需要一定的时间才能“配制”一把相应的钥匙。与此相仿，B 细胞需要接触一次蛋白质以后，经过一段时间的发育，才能具备识别这种蛋白质的能力。所以，第一次接触到致病原蛋白质时，B 细胞是不能产生杀伤性抗体的，只能对这种病原进行识别，并由此产生所谓特异性 B 细胞，这种细胞能够记住所遇到的病原，当下一次再与同类病原接触时，就会立即产生特异性抗体，并启动上述免疫杀伤过程。这个识别过程被称为“致敏”，通常需要 1 周以上的时间，流行病学上的一些现象，其实就是这个过程的体现。例如，2003 年 SARS 流行开始时，由于是新的病原，人体接触后，B 细胞只能先识别，而不具有杀伤能力，所以导致病毒大范围流行，随着流行的蔓延，具有能够识别病毒的特异性 B 细胞的人越来越多，病毒侵入人体后会被迅速识别并且杀灭，所以，SARS 流行最终得到圆满控制。

特异性 B 细胞与异种蛋白质接触后，一部分会转变成能够产生抗体的细胞，这种细胞称为浆细胞；一部分 B 细胞则不会发育成浆细胞，而是作为“召集人”吸引 T 细胞向异种蛋白质靠近，最终依赖 T 细胞消灭异种物质。

18. 什么是细胞免疫?

T 细胞清除异种蛋白质的过程称为细胞免疫，这是一种不产生抗体的杀伤过程，清除过程主要依赖 T 细胞产生的各种化学物质，即所谓的“淋巴因子”。这些淋巴因子可以激活人体的各种免疫细胞，例如巨噬细胞、嗜酸性粒细胞等，最终清除异种蛋白质。淋巴因子是细胞因子的一种，这一类化学物质是引起多种临床症状的原因，例如发热、疼痛等。很多淋巴瘤都可以引起细胞因子分泌增加，从而引起发热等症状。

19. 淋巴瘤的发生与免疫系统有什么关系？

抵抗外源病原物质感染是免疫系统的主要功能，除此之外，监控自身的变异细胞也是其重要功能之一，一旦免疫系统对自身发生变异的细胞失去监控能力，就有可能发生肿瘤。所有肿瘤都是由一个变异细胞发展而来的，变异后的异常细胞比正常细胞存活时间更长，生长速度更快。免疫系统必须将肿瘤细胞表面的蛋白质分子识别为异种蛋白，才能保持对肿瘤细胞的监控和杀伤能力，但是，在淋巴瘤或者其他很多肿瘤发生时，肿瘤细胞表面的蛋白质分子通常与正常细胞表面的并无不同，因此，这些肿瘤细胞可以躲避正常免疫系统的杀伤，从而导致肿瘤发生，这就是肿瘤细胞的“免疫逃逸”。

20. 免疫异常如何引起淋巴瘤？

所有淋巴瘤都来源于变异的淋巴细胞，这个过程是如何发生的，目前的研究并没有完全搞清楚。近年来的一些研究表明，有些淋巴瘤来源于正常淋巴细胞对异种病原感染的过度反应，例如胃黏膜相关淋巴瘤与胃部感染的幽门螺杆菌关系密切。这些病变组织中，多数淋巴细胞针对感染会产生正常的免疫反应，同时，少数淋巴细胞可能出现突变，这些细胞被正常免疫系统误以为是正常反应的一部分，逃避了免疫监控，最终突变细胞逐渐发展成为淋巴瘤。

正是由于肿瘤可能通过上述机制发生，所以，使免疫系统恢复正常，重新获得对体内突变细胞的免疫监控和杀伤能力，可能是治疗甚至预防肿瘤发生的一个理想方法。肿瘤疫苗就是按照这个思路设计的，很多临床研究已经在进行类似的尝试，获得一定的效果。这种方法主要通过将肿瘤细胞表面的一些分子做某些修饰，使之可以激活患者体内正常的免疫系统，从而重新获得对这些肿瘤细胞的监控和杀伤能力。

21. 淋巴瘤可能自然消退吗？

多数惰性淋巴瘤在疾病早期不需要积极治疗，这些患者的淋巴结通常生长缓慢，有时甚至还有自然缩小的可能。淋巴瘤的这种自然缓解现象，可能是自身正常的免疫系统试图控制突变淋巴瘤细胞的过程。如果有办法可以增强这种肿瘤免疫机制，就有可能较好地控制病情，甚至有可能根本治愈这些惰性淋巴瘤。

22. 淋巴瘤对免疫系统有什么影响？

免疫系统异常可以导致淋巴瘤发生，相反，淋巴瘤本身对免疫系统也存在影响，可以降低其抵抗外源性感染的能力。例如，慢性淋巴细胞白血病患者可以发生体液免疫缺陷，出现显著的低丙种球蛋白血症，这些患者因此容易出现各种感染。随着对淋巴瘤治疗的逐渐起效，患者免疫系统有可能恢复。相反，对淋巴瘤的治疗也会严重损伤免疫系统功能，例如，长期使用抗 CD20 单抗（利妥昔单抗、美罗华）的患者，免疫系统功能显著下降，这些患者身体内原先潜伏的多种病毒可能活化，导致各种严重感染并发症，例如暴发性乙型肝炎和带状疱疹。

二 淋巴瘤的诊断和分类

简要介绍淋巴瘤不同类型，了解淋巴瘤的诊断和分类标准。

23. 什么是淋巴瘤？

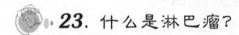

从淋巴系统中各种细胞成分发生的肿瘤称为淋巴瘤，其中尤其以淋巴细胞为主。淋巴瘤通常由一个淋巴细胞恶变发生发展而来，恶变的淋巴细胞比其他正常细胞生长更为迅速，最终发展成大量恶变细胞组成的肿瘤组织。与其他肿瘤细胞一样，淋巴瘤细胞不仅生长迅速，而且具有逃避凋亡的能力。所谓“凋亡”，指的是正常细胞在完成使命或者衰老后的自杀行为，这是维持体内平衡的重要生理机制，很多肿瘤细胞缺乏这种凋亡能力，最终导致大量恶变细胞聚集，形成临床可见的肿瘤。

发生淋巴瘤时，大量肿瘤性淋巴细胞聚集在淋巴结，也可以聚集在淋巴结外的各种器官，例如肝、脾，可以造成相应部位的肿大。与感染引起的淋巴结肿大不同，由于没有明显的炎症因子释放，淋巴瘤引起的淋巴结肿大通常不引起疼痛。最终，恶变细胞可以逐渐扩展至多器官多系统。由于全身都有淋巴细胞的存在，因此，淋巴瘤细胞可以从全身几乎任何器官起源，例如骨髓、脾脏、胃肠道、皮肤、肺和中枢神经系统等。如果仅仅从某一个结外器官起源，临床上就会称之为某部位的“原发性淋巴瘤”，例如原发中枢神经系统淋巴瘤。

24. 淋巴瘤是一种单一疾病吗？

淋巴瘤其实是由一组差异很大的肿瘤性疾病组成的，具有非常宽泛的疾病谱，虽然都来源于恶变的淋巴细胞，但是因为淋巴细胞种类繁多，在不同的发育阶段，不同亚群的淋巴细胞会发生不同的淋巴瘤类型，其临床表现、治疗方案和预后均存在较大差异，这给临床病理分型带来极大困难。即使同样是弥漫大 B 细胞淋巴瘤，目前研究发现，还可以细分为来源于生发中心和后生发中心两种不同类别，其临床经过、治疗手段和结局均明显不同。因此，淋巴瘤的诊断分型非常重要，不一样的病理类型，不能相互借用治疗手段，不能相互比较预后结果。

25. 淋巴瘤都是恶性的吗？淋巴结炎会发展成淋巴瘤吗？

与其他器官不一样，淋巴细胞发生的肿瘤，不存在良性可能，所有的淋巴瘤都是恶性肿瘤，因此，通常情况下，无需在淋巴瘤前面画蛇添足地加上“恶性”两个字。然而，由于约定俗成，一些文献依然会使用“恶性淋巴瘤”这样的称呼。

身体不同部分发生感染时，会导致局部淋巴结反应性发红、肿痛，这个时候如果进行淋巴结活检，病理报告通常是淋巴结炎（也就是淋巴结反应性增生）。一旦感染得到控制，肿大的淋巴结会逐渐缩小，最终恢复正常大小。如果感染反复发生，这些肿大的淋巴结可能不会完全恢复原来的大小。有的患者担心持续肿大的淋巴结会最终转变为淋巴瘤，这种顾虑其实大可不必。绝大多数研究证实，淋巴结炎不会转变成淋巴瘤。极少数情况下，某些特殊病原体的反复感染，例如 EB 病毒和幽门螺杆菌等，可能会导致淋巴瘤发生，但是这些疾病最终如何由良性转为恶性，至今还缺乏足够的证据加以解释。因此，对于反复感染引起的局部淋巴结肿大，不需要过分担心会转变成淋巴瘤。

26. 淋巴瘤与淋巴癌是一回事吗？

免疫系统之外的其他实体器官发生的肿瘤，在疾病进展期，其恶性细胞也可以转移到淋巴结，这种情况被称为转移性淋巴癌，不属于血液恶性肿瘤的范畴，其临床表现、治疗和预后都与淋巴瘤存在较大区别。例如肺癌容易转移到纵隔和腋下淋巴结，乳腺癌容易转移到腋下淋巴结，胃肠道肿瘤容易转移到左锁骨上淋巴结，这些转移性淋巴癌预示着原发肿瘤的进展，这类疾病的治疗与淋巴瘤截然不同，需要按照原发病来进行相应的治疗。

27. 淋巴瘤的症状有哪些？

淋巴瘤最常见的症状是淋巴结肿大，其中颈部、腋下和腹股沟淋巴结都是常见的受累区域。通常不会感觉到肿大淋巴结疼痛，如果肿大淋巴结伴有疼痛，多数是感染引起的良性反应性病变。少数淋巴瘤患者会出现疼痛，可能与淋巴结迅速增大有关。此外，少数患者肿大的淋巴结在饮酒后会感觉到疼痛，这是罹患淋巴瘤的一种特殊现象，需要引起高度警惕。

由于淋巴系统遍布全身，所以，除了浅表淋巴结肿大，很多身体内部的淋巴结也有可能肿大，例如腹腔、胸腔、盆腔等，这些区域肿大淋巴结无法用手触及，需要通过各种影像学手段来发现，例如B超和CT等。肿大淋巴结对邻近器官可能出现挤压，从而引起不同的临床症状。例如，腹股沟淋巴结肿大会导致下肢肿胀，胸腔淋巴结肿大可能出现颜面肿胀，即所谓“上腔静脉阻塞综合征”，胃肠道淋巴结肿大则会出现恶心、呕吐、腹泻、肠梗阻等。

淋巴瘤也可以直接侵袭各种器官，由此引起相应的症状。侵犯骨髓时会导致血细胞减少，红细胞计数减少可以导致乏力、虚弱等贫血症状，血小板计数减少可以引起出血症状，粒细胞计数减少导致各种感染的风险增高。淋巴瘤也可能侵犯脑和脊髓（中枢神经系统淋巴瘤），可以引起头痛、呕吐、肢体疼痛、麻木、无力等，内脏神经受累会引起肠道和膀胱功能异常，例如便秘、尿失禁等。脊髓严重受累时甚至有截瘫可能，需要尽快就诊，否则病情难以逆转。

淋巴瘤患者还可能出现多种全身不适，与淋巴瘤直接侵犯无关，属于所谓“副肿瘤综合征”的范畴，其中发热、盗汗和体重下降较为常见，被称为 B 症状。这些症状的出现表明淋巴瘤侵袭性更高，预后更加不乐观。瘙痒也是常见的全身症状，同样提示病情具有较高的严重程度，但是瘙痒不被归为 B 症状。

也有一些淋巴瘤患者毫无症状，仅仅在不经意间发现肿大的淋巴结。一些患者可能在体检时由医生发现异常，进一步检查而获得诊断，这样的情况在惰性淋巴瘤中尤其常见。

28. 如何确诊淋巴瘤？

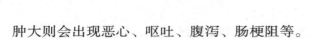

活组织病理检查是确诊淋巴瘤的必要手段，获得病理组织可以有很多方法。对于浅表淋巴结，通过手术完整切除淋巴结是最佳选择。对于特别巨大的淋巴结，完整切除淋巴结有一定困难，而且，此种淋巴瘤确诊后的主要治疗手段是放疗和化疗，因此，与实体瘤不一样，并不需要完整地切除病变组织，只需要获取少许组织就可以获得病理确诊。一些患者的病变部位仅位于身体内部，例如胸腔和腹腔，浅表则可能没有任何受累病变，这类患者只能直接从深部病变获取组织才能确诊。不过，从深部病变获取活组织的技术目前有了很大的进步，开胸或者开腹手术等传统方法已经不是首选，胸腔镜或者腹腔镜等微创手术方法通常就可以获取诊断所需要的活组织，甚至可以应用更为简单、创伤更小的方法，即 B 超、CT 等影像学指导下的粗针穿刺技术获取病理。

29. 如何早期发现淋巴瘤？

如前所述，淋巴瘤可以有不同的临床症状，这些症状虽然不具有特异性，但是只要感觉到身体不适，例如出现发热、盗汗和消瘦等情况，就应该警惕，尽早到医院就诊，就有可能尽早发现淋巴瘤。

此外，患者如果在自己的身体上触到异常肿大的肿块，也是需要提高警惕的，应该到医院就诊，及时做相应的影像学和病理切片检查，以期早期发现淋巴瘤。

部分淋巴瘤患者没有异常症状和体征，因此，定期进行合理的身体健康体检同样非常重要。相当一部分慢性淋巴细胞白血病其实就是体检中发现的，而且这种检查非常简单，仅血常规就可以发现线索。一部分淋巴瘤首先表现为纵隔肿块，简单的胸部 X 线检查就可以发现。

30. 为什么不推荐细针穿刺获取淋巴结活组织？

其他实体肿瘤转移到淋巴结（转移性淋巴癌）时，由于肿瘤细胞来源于淋巴结外，与淋巴结内原有的细胞形态上存在较大差异，只需要通过细针穿刺抽吸获得少量细胞，一旦发现细胞形态与正常淋巴结内原有细胞不同，即可获得初步诊断。与转移性淋巴癌不同，淋巴瘤细胞来源于淋巴结本身的淋巴细胞，单凭细胞形态难以判断细胞良恶性，往往需要结合淋巴结结构的变化，才能判断病变的良恶性。所以，如果怀疑淋巴结病变有可能是淋巴瘤，细针穿刺抽吸获取少量细胞往往无法确诊；如果无法切取完整淋巴结，至少应该是粗针穿刺，获取少量含有淋巴结结构的组织，才能得出正确诊断。

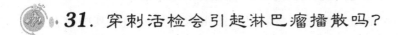

31. 穿刺活检会引起淋巴瘤播散吗?

如果怀疑淋巴瘤，虽然我们不建议细针穿刺活检，但是，一些特殊部位的病灶，常规手段很难获得病理组织，例如肺、纵隔、腹膜后，传统手术则损伤太大，因此，各种影像学指引下的粗针穿刺不失为一种合理的替代方法。与其他实体瘤的穿刺操作一样，一些患者会担心穿刺有导致肿瘤细胞沿着针道播散的风险，实际上这种担心大可不必。一方面，随着技术的进步，现代组织穿刺术已经有很大的改良，可以最大限度地降低播散风险；另一方面，即使是早期，多数淋巴瘤仍需要按照全身侵犯来对待，一旦确诊，全身治疗是主要的手段，因此，即使有少量细胞局部播散，随着后期治疗的开始，这些极微量的病灶会很快得到控制，患者完全没有必要为此担心。相反，过于顾虑播散而延迟活组织检查，可能会导致患者丧失早期确诊的机会!

32. 活检标本是如何处理的?

外科手术或者介入操作获取的活组织被送到病理科后，首先用甲醛（福尔马林）等化学物质进行“固定”，使之可以在常温下长期保存。然后组织会被切成非常薄的片状，将这些薄片平铺到玻璃片上，进行各种染色后，就可以在显微镜下进行观察，最终明确诊断。染色的目的是区别不同的细胞和结构，因为不同的细胞对不同的染色剂着色效果不一样，因此，为了区别不同的细胞，可以采用多种染色技术，例如伊红染色法、吉姆萨染色法等。近年来，基于单克隆抗体染色技术的免疫组织化学染色法进展迅速，可以显示细胞表面的特殊分子，以便区分不同细胞，有助于淋巴瘤的诊断和分型，因此成为淋巴瘤病理诊断的必备技术。流式细胞检测也是鉴定细胞表面分子类型的重要手段，可以与免疫组织化学染色结果相互印证。

病理学家通过显微镜观察淋巴结活组织切片，如果其中存在异常细胞，或者淋巴结正常结构遭到破坏，则可以确定为恶性病变。如果没有上述异常，则肿大的淋巴结可能是良性反应性病变，可能是对感染或者炎症的反应。如果是恶性病变，则需要进一步判断肿瘤细胞性质，是来源于淋巴组织自身的淋巴瘤，还是来源于其他癌组织的转移性淋巴癌。当确定是淋巴瘤之后，鉴别霍奇金和非霍奇金淋巴瘤是下一步重点，然后明确各种不同的病理类型。鉴别不同病理类型是制订治疗方案的前提，目前主要依赖免疫组织化学染色方法，染色体和融合基因技术也是重要的辅助手段，例如 MYC 和 Ig 基因的重排，对于诊断伯基特淋巴瘤具有重要的参考价值。

33. 淋巴瘤病理诊断会出错吗？

虽然目前诊断技术已经有了明显进步，很多方法可以帮助鉴别良恶性病变，区分淋巴瘤类型。但是，由于淋巴瘤分型众多，相互间有时候缺乏绝对客观的鉴别指标，而且，由于取材具有局限性，尤其是无法获得完整淋巴结的时候，淋巴瘤的准确诊断和分型可能非常困难。某些情况下，患者全身肿大的淋巴结可能不都是淋巴瘤病变的淋巴结，因此，如果切除的正好不是病变的淋巴结，并不能排除淋巴瘤的可能性。如果面临这种情况，一方面，可以寻求不同的病理医生会诊，另一方面，也可以再次活检，争取获得更多更合适的淋巴组织帮助诊断。临床上，曾经有数次甚至十数次活检才最终确诊的先例。某些情况下，如果确实难以鉴别具体的病理类型，而不同类型之间的治疗方法相似，这时候不需要纠结于准确的分型，可以按照通行的方案进行治疗。

34. 淋巴瘤诊断延误会改变预后吗?

发现淋巴结肿大时，最重要的事情不是杞人忧天，也不是漠不关心或者手足无措，而应该尽早去医院血液科就诊。通过简单的查体和病史询问，有经验的医生能够初步判断肿大淋巴结的良恶性。多数肿大的淋巴结是对感染和炎症的一种反应，医生通常会建议先观察，暂不治疗，或者经验性给予一些抗生素治疗，只有淋巴结持续性肿大时，才可能需要到外科做手术活检。

然而，经过一定时间的观察，最早按照良性病变处置的肿大淋巴结，最终仍有可能诊断为淋巴瘤。如果出现这种情况，几乎所有的患者都会有一个疑问，如果尽早安排活检，尽早获得确诊，会不会为患者带来不一样的结局？换句话说，延误诊断会不会使治疗面临困难，从而导致预后恶化？对于肺癌、乳腺癌、肠癌等其他实体瘤，早期发现确实是成功治疗的前提，在肿瘤扩散之前，发现病灶并进行根治性手术治疗，是目前多数实体肿瘤得以根治的重要因素。然而，淋巴瘤与其他实体瘤不完全一样，能否被根治取决于具体病理类型，很多淋巴瘤是弥漫性起病的，刚开始就遍及全身，即使早期发现也很难获得根治，例如滤泡性淋巴瘤和小细胞淋巴瘤。对于这类无法根治的淋巴瘤类型，即使获得确诊，如果病情处于早期阶段，并且没有显著的临床症状，目前公认的首选治疗也仅仅是观察和等待，因此，对于这类惰性淋巴瘤患者，从治疗和预后的角度看，与稍微延迟确诊相比，尽早明确诊断并没有显著优势。与惰性淋巴瘤相反，一部分侵袭性淋巴瘤可以获得根治，对于有可能获得根治的淋巴瘤类型，例如弥漫大B细胞和伯基特等侵袭性淋巴瘤类型，早期诊断、早期治疗确实有可能使患者获得根治，因此，对于淋巴结增大迅速的患者，确实有必要及时进行活组织检查。

35. 发生淋巴瘤的原因是什么?

所有患者都希望知道什么原因引起了淋巴瘤，同样，这也是医学专业人士希望获得的答案。可惜，到目前为止，各种可疑因素与淋巴瘤发生之间是否有关，依然没有足够的证据。实际上，目前被普通民众怀疑的很多因素，已被证实与淋巴瘤无关，例如吸烟和饮酒。也没有证据显示饮食和生活方式与淋巴瘤发生有关，陈旧性外伤、肥胖等因素也与淋巴瘤无关。同时，淋巴瘤也没有传染性，因此，不需要担心与淋巴瘤患者同吃同住。长期接触某些化学物质与淋巴瘤发生可能有关，例如某些杀虫剂。免疫缺陷患者淋巴瘤的发生率显著增高，例如，艾滋病患者罹患淋巴瘤的风险明显增高，慢性炎症患者淋巴瘤发生率也同样升高，例如干燥综合征等自身免疫病，这类因素具有一个共同特点，即对淋巴细胞的某种慢性刺激可能是淋巴瘤发生的原因之一。此外，多种慢性感染性疾病，包括病毒和细菌等，都可能与淋巴瘤发生有关，但是这些因素究竟是如何引起淋巴瘤的，目前依然不清楚。

36. 哪些病毒与淋巴瘤发病可能有关?

免疫系统异常的患者中，包括淋巴瘤在内的多种肿瘤的发生率显著增高。最典型的例子就是人类免疫缺陷病毒引起的艾滋病。人类免疫缺陷病毒专门感染淋巴细胞，它可以导致CD4阳性T辅助细胞数量明显减少，从而显著降低人体免疫系统功能，最终大幅增加淋巴瘤发生率。各种器官或者干细胞移植后的患者中，由于长期使用免疫抑制剂，体内免疫系统长期处于紊乱状态，也会增加罹患淋巴瘤的风险。一般情况下，免疫系统异常会增加非霍奇金淋巴瘤的发生率，但偶尔也会引起霍奇金淋巴瘤。

除人类免疫缺陷病毒感染外，还有很多病毒与淋巴瘤的发生密切相关，EB 病毒是其中最重要的一种。人体第一次感染 EB 病毒时，通常会引起传染性单核细胞增多症，往往在儿童时期发病，大多数患者可以自行痊愈，少数可能引起长期慢性感染。在实验室中，这个病毒可以引起 B 细胞异常增生，因此推测，EB 病毒感染可能是引起淋巴瘤的机制之一。临床上，很多淋巴瘤细胞中可以发现 EB 病毒，因此，EB 病毒与淋巴瘤之间似乎确实应该存在某种联系，不过，对于这种现象可能有两种解释，一种是 EB 病毒感染的长期慢性刺激，最终导致了淋巴瘤的发生，另一种解释则认为，淋巴瘤可能发生在前，而肿瘤细胞感染 EB 病毒在后，也就是说，EB 病毒并非淋巴瘤发生的原因，而是肿瘤发生以后的结果。当然，这些猜测都是目前医学研究的课题，临床上，EB 病毒的检测在淋巴瘤诊断中具有重要价值，例如 T/NK 细胞淋巴瘤、伯基特淋巴瘤等。在某些特殊淋巴瘤类型，例如移植后淋巴增殖性疾病（PTLD）的诊断和治疗中，EB 病毒检测具有更为重要的意义，病毒定量甚至可以作为疗效判断的重要依据。

还有一种病毒与淋巴瘤发生更加密切相关，这就是人类 T 细胞白血病病毒 I 型（HTLV-1），通常在日本和加勒比海部分区域流行，最终引起一种特殊的 T 细胞淋巴瘤类型。本型淋巴瘤在国内极为罕见，属于侵袭性淋巴瘤类型。

丙型肝炎（HCV）病毒与淋巴瘤之间也存在密切关系，与乙肝病毒类似，这也是通过输血和体液传播的肝炎病毒。已经证实丙肝与冷球蛋白血症有关，后者有时候是淋巴瘤的一种特殊表现。也有些研究发现，丙肝与某些侵袭性淋巴瘤的发生有关，例如弥漫大 B 细胞淋巴瘤。某些特殊的惰性淋巴瘤，例如脾边缘带淋巴瘤，也与丙肝关系密切，而且，如果对合并淋巴瘤的丙肝患者进行肝炎治疗，淋巴瘤本身会获得一定程度的好转。由于丙肝可能引起淋巴瘤，因此，从预防角度来看，采用干扰素治疗丙肝，可能降低淋巴瘤发生的风险，尤其是那些对干扰素治疗有效的患者。

人类8型疱疹病毒（HHV-8）也与淋巴瘤发病密切相关，这种病毒有另外一个名字，即卡波西肉瘤病毒，这种病毒通常与人类免疫缺陷病毒引起的艾滋病相伴出现。艾滋病合并人类8型疱疹病毒感染时，可能会出现一种特殊类型的淋巴瘤，即原发性渗出性淋巴瘤，通常表现为胸腹腔积液，而不是以肿块形式出现。偶然情况下，这种淋巴瘤也可能在没有艾滋病的高龄老人中出现。

37. 幽门螺杆菌与淋巴瘤有什么关系？

幽门螺杆菌与某些特殊类型淋巴瘤的发病密切相关，这种细菌与十二指肠球部溃疡和胃癌可能也有一定关系。并非所有感染这种细菌的人都会罹患淋巴瘤，实际上，超过50%的正常人群体内存在幽门螺杆菌。可能只有少数特殊群体才会因为幽门螺杆菌引起淋巴瘤。目前已知胃黏膜相关淋巴瘤与幽门螺杆菌发生有关，而且，在胃黏膜相关淋巴瘤的早期患者中，服用抗生素消灭幽门螺杆菌后，淋巴瘤病情可能获得完全缓解。最近的一个研究结果发现，通过对幽门螺杆菌的治疗，除了胃黏膜相关淋巴瘤会获得好转，一部分胃弥漫大B细胞淋巴瘤患者可以获得完全缓解，由此可见，幽门螺杆菌和淋巴瘤之间确实存在密切关系。

38. 自身免疫病与淋巴瘤发生有关吗？

自身免疫病与淋巴瘤之间的关系密切，这已被医学界公认。与淋巴瘤有关的自身免疫病很多，最常见的包括干燥综合征、系统性红斑狼疮（SLE）和自身免疫性甲状腺炎等。也有文献报道，T细胞淋巴瘤的发生与乳糜泻和银屑病有关。类风湿关节炎则与淋巴瘤没有明显关系。自身免疫病患者淋巴瘤风险增高的原因还不清楚，体内长期的慢性炎症刺激可能是原因之一，这类疾病长期采用的免疫抑制治疗也可能是部分原因。

39. 为什么要进行淋巴瘤的分类？

一旦淋巴瘤诊断明确，患者通常会问“怎样治疗淋巴瘤，疗效如何？”这个问题其实无法简单回答，因为淋巴瘤不是一个单一的疾病实体。实际上，随着对淋巴瘤认识的深入，越来越多的证据表明，淋巴瘤是一个非常复杂的疾病群体，存在多种不同的类型，其发病机制、临床表现、治疗方法和预后特征千差万别。所以，诊断淋巴瘤只是第一步，详细的分类是制订治疗计划和判断预后的前提。因此，对淋巴瘤准确分类非常重要，一方面，可以为学术界提供统一的交流平台，只有统一的分型标准，才能保证大家谈论的是同一个疾病，才能避免“指鹿为马”；另一方面，不同种类的淋巴瘤，治疗方案和预后千差万别，因此，分类有助于更好地制订治疗方案和评估预后。

40. 为什么将淋巴瘤分为两大类？

从最初认识淋巴瘤至今，医学界一直将淋巴瘤分为两大类，一种是霍奇金淋巴瘤，另外一种是非霍奇金淋巴瘤。这种命名来源于英国一个著名的病理学家 Thomas Hodgkin，正是他首先于 1832 年描述了淋巴瘤这种疾病。除了来源于淋巴细胞的恶性细胞，淋巴系统还有一些其他的细胞成分可以恶变发生肿瘤，例如来源于树突细胞的恶性肿瘤。这类肿瘤具有与淋巴细胞来源者相似的临床表现，通常在临床上被归为同一类进行研究、分析和治疗。

霍奇金淋巴瘤以往称为霍奇金病，一度认为这是一种非肿瘤性疾病，所以曾经称为“病”，但是越来越多的资料显示，这是一种来源于 B 细胞的恶性肿瘤。非霍奇金淋巴瘤则可以来源于 B 或者 T 细胞，甚至自然杀伤细胞。霍奇金和非霍奇金淋巴瘤之间的区别在于组织活检病理表现，霍奇金淋巴瘤常常可以见到 Reed-Sternberg 细胞，这种细胞因为细胞核仁成对出现，类似于鹰眼而被称为“枭眼细胞”或者“镜影细胞”。两种淋巴瘤的临床表现和发病人群特点有较大不同，后面会一一提到。

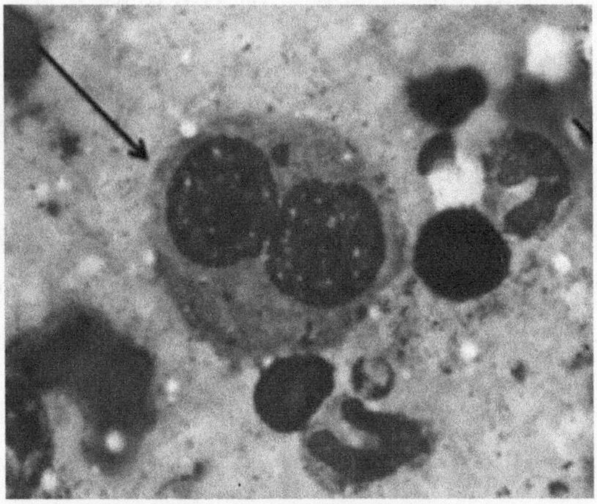

骨髓中的 Reed-Sternberg 细胞

41. 什么是淋巴瘤的 WHO 分类标准？

随着医疗技术的创新和发展以及对淋巴瘤进一步的认识，对淋巴瘤的分类越来越细化，认识越来越深入。目前公认的 WHO 分类标准，从 2001 年第 1 次制订以来，至今已经修订到了第 3 版，每一种分类标准都是进一步深入认识疾病的体现。近年来，各种新技术对于淋巴瘤的详细分类和预后判断帮助很大，例如流式细胞术、免疫组化、染色体和基因分析技术等。20 世纪 80 年代通用的标准是国际工作分类（IWF 分类），囿于当时的技术限制，这个标准仅仅采用显微镜技术，通过对肿瘤细胞的外形和结构的观察，将其分为低、中、高侵袭性等 3 个级别；20 世纪 90 年代后，根据流式细胞术、免疫组化技术，按照淋巴细胞来源，将淋巴瘤进一步分为 B、T 和 NK 细胞等类别。近年来，包括基因表达谱等技术的应用，对淋巴瘤的分类有了更加深入的认识，例如，可以将弥漫大B细胞淋巴瘤进一步分为生发中心和非生发中心型，其治疗和预后差别较大。由此可见，所有淋巴瘤分类均具有时代的局限性，是一个时代知识和技术的体现，随着医疗技术的进步，人类对淋巴瘤的了解必然越来越深入，其分类标准会随之逐渐更新和细化。

与传统分类一样，WHO 分类标准同样先将淋巴瘤分为两大类，然后再分为各种亚类，大致分类如下图所示，其中成熟 B 和 T/NK 细胞淋巴瘤又可以进一步细分为很多分类。

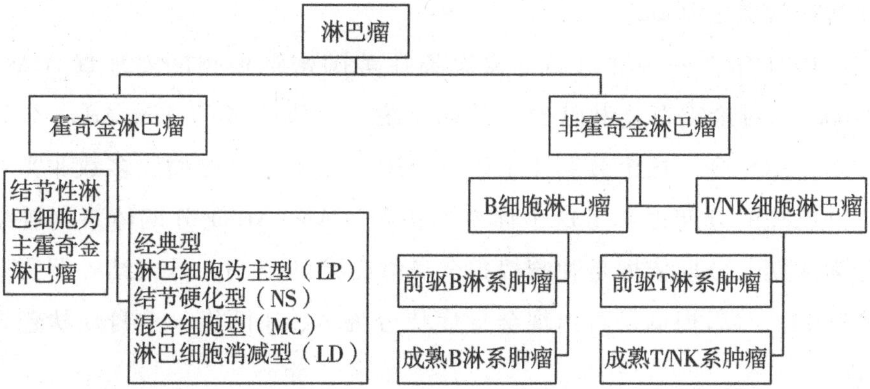

42. 成熟 B 细胞淋巴瘤的 WHO 分型有哪些？

①B-慢性淋巴细胞白血病/小淋巴细胞淋巴瘤（CLL/SLL）；②B-前淋巴细胞性白血病（B-PLL）；③淋巴浆细胞淋巴瘤（LPL）；④脾边缘区 B 细胞淋巴瘤，+/- 绒毛状淋巴细胞（SMZL）；⑤毛细胞白血病（HCL）；⑥浆细胞骨髓瘤/浆细胞瘤（PCM/PCL）；⑦结外黏膜相关淋巴组织边缘区 B 细胞淋巴瘤（MALT-MZL）；⑧淋巴结边缘区 B 细胞淋巴瘤，+/- 单核细胞样 B 细胞（MZL）；⑨滤泡性淋巴瘤（FL）；

⑩套细胞淋巴瘤（MCL）；⑪弥漫大B细胞淋巴瘤（DLBCL）；⑫伯基特淋巴瘤（BL）。

43. 淋巴瘤如何分期？

在确定淋巴瘤的病理亚型后，下一个需要获得的重要信息就是准确的分期，这是了解肿瘤病灶影响范围和程度的重要步骤。统一的分期体系，与统一的分型标准一样，也是医生之间以及医患之间顺利交流的统一语言。遵循统一的分期标准，才能保证不同的医生对同一病例能够尽可能做出相同的分期判断，为进一步制订合理的治疗计划和评估疗效奠定基础。

1971年，一些淋巴瘤专家聚集在美国密歇根州的安那堡（Ann Arbor），讨论霍奇金淋巴瘤的分期系统，最终形成的Ann Arbor分期体系沿用至今。这个分期体系广泛应用于霍奇金淋巴瘤，多数非霍奇金淋巴瘤的分期也参考这个体系而拟定。Ann Arbor分期体系将肿瘤分为4期，分期依据是肿瘤侵犯全身淋巴结的范围和是否结外器官受到影响，然后根据是否出现全身症状分为A、B两组，全身症状包含

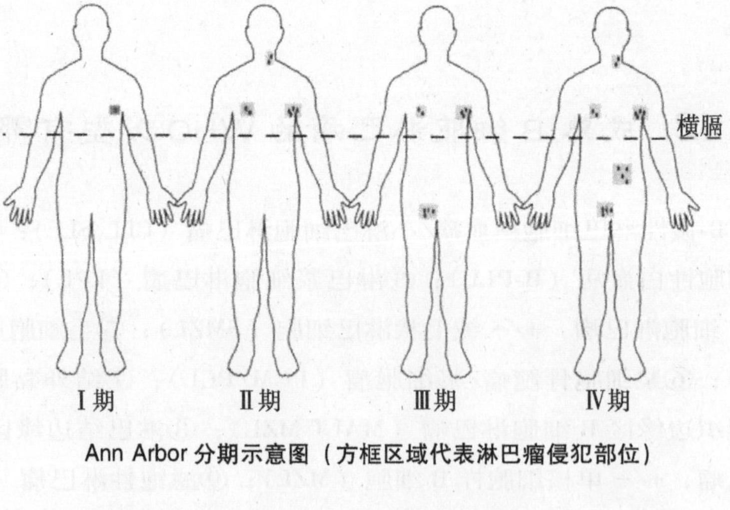

Ann Arbor分期示意图（方框区域代表淋巴瘤侵犯部位）

发热、盗汗和消瘦。一般而言，出现全身症状的患者，预后相对较差。

Ann Arbor 分期将淋巴瘤分为 4 期，通常用罗马数字表示，一般情况下，Ⅰ、Ⅱ期被认为是局限性病变，Ⅲ、Ⅳ期则是播散性病变。

Ⅰ期指单个淋巴结区域受累；Ⅱ期指两个以上淋巴结区域受累，但是，这些受累淋巴结区域必须位于横膈的同一侧（横膈是将胸腔和腹腔分割开来的组织，外围是横纹肌，中间是腱膜，称为中心腱）；Ⅲ期指横膈两侧同时有淋巴组织累及；Ⅳ期指存在淋巴组织外广泛的器官受累，其中，骨髓、肝脏、肺如果被淋巴瘤侵犯，都会被认为是Ⅳ期病变。但是，如果病变只是直接侵犯邻近的淋巴结外器官，例如胸腔内淋巴结病灶直接侵犯邻近的局部肺组织，则只记录为结外局部受累，即在原有分期基础上加注“E”，而不认为是Ⅳ期病变。所以，ⅢE 意味着横膈两侧同时有淋巴结受累，并且其中某个淋巴结侵犯了邻近的局部结外器官。脾脏则是淋巴组织的一部分，如果脾脏受累，不认为属于Ⅳ期，而只是将分期后面加注“S”。

44. 淋巴瘤分期需要做什么检查？

需要对全身淋巴结以及经常累及的结外部位做全面评估，才有可能对淋巴瘤进行准确分期。因此，除了细致的浅表淋巴结触诊、肝脾触诊之外，还需要完善全身影像学检查，例如 X 线、CT、MRI 和 PET 等。全面检查骨髓，了解是否受到淋巴瘤侵犯也很有必要。对于高侵袭性淋巴瘤类型，需要了解肿瘤是否侵犯中枢神经系统，因此，做腰椎穿刺检查脑脊液同样很有必要。浅表淋巴结的触诊，重点是颈部、锁骨上、腋下、肘部（滑车上）、腹股沟淋巴结的触诊。对于无法触及的深部淋巴结，则需要借助影像学技术进行检查，重点是胸腔内、肺门、纵隔以及腹腔内的肠系膜、腹膜后淋巴结。实际上，对于正常人，这些部位也可以发现淋巴结存在，只是直径一般小于 1 厘米，因此，对于影像学检查发现的淋巴结，通常只有获得病理结果后，才能明确是否肿瘤侵犯。脾脏如果不肿大到正常的两倍以上，则通常不能在肋下摸到，因此，如果医生体检未触到脾脏，并不等于脾脏没有肿大，还需要结合 CT、B 型超声等手段综合分析。

总而言之，淋巴瘤的准确分期非常重要，可避免早期病变接受过度治疗，也可以为中晚期病变尽早安排高强度治疗提供依据，例如自体造血干细胞移植。对霍奇金淋巴瘤而言，分期与预后密切相关，因此准确分期尤为重要，而在非霍奇金淋巴瘤，分期并非重要因素，病理类型与预后之间的关系更为密切，因此，与分期相比，各种预后评分系统更为重要。

45. 传统影像学检查有哪些？

普通 X 线是检查深部淋巴结的传统方法，但是，由于同一轴线上的器官成像相互重叠，因此无法提供淋巴结的准确信息。目前分期最常用的影像学技术是 CT 扫描（也称计算机轴向体层摄影即 CAT 扫描），可将传统 X 线成像技术提高到了一个新的水平。与仅仅显示骨骼和器官的轮廓不同，CT 扫描可以构建完整的人体内部三维计算机模型，医生们甚至可以一小片一小片地检查患者的身体，以便精确定位病变区域。多数淋巴瘤患者进行分期时，完整的全身 CT 扫描通常是必备项目，包括颈部、胸部、腹部、盆腔，必要时还含有头部。为了区别血管影和淋巴结，通常需要做增强扫描，这种扫描方式需要向血管内注射造影剂，血管图像可以显著强化，从而与淋巴结图像明显区别。当然，使用造影剂存在过敏的危险，也会影响某些患者的肾脏功能。对于不适合 CT 扫描的患者，MRI 可以代替 CT 扫描。CT 和 MRI 都可以准确检查淋巴结大小和外形，但是无法证实淋巴结是肿瘤病变还是反应性肿大。确立诊断的时候，如果其中一个肿大淋巴结被病理证实为淋巴瘤，那么，其他肿大的淋巴结也需要考虑淋巴瘤侵犯。在合理的治疗后，原先肿大的淋巴结如果没有完全消失，那么，除了考虑肿瘤依然残留外，还需要考虑可能是炎症反应或者瘢痕组织。因此，合理治疗后，如果 CT 和 MRI 显示淋巴结依然肿大，通常需要再次做组织活检，以便确定是肿瘤残留还是瘢痕组织。

46. PET 检查有什么优势？

由于很多淋巴结位于胸腹腔内，如果发现这些部位淋巴结肿大，传统技术手段很难区别是肿瘤直接侵犯，还是对原发病灶的反应，也就是说，传统的影像学检查往往难以鉴别其良恶性，因此，为了准确分期，以往可以进行剖腹探查进行活检，获取病理学证据来证实其良恶性。由于霍奇金淋巴瘤的治疗和预后与分期关系密切，因此剖腹探查术更常用在这类患者，以便进行准确分期，从而指导治疗和预测疗效。随着医疗技术的进步，全新的影像学技术可以弥补传统技术的缺陷，例如正电子发射激光断层扫描（PET），这是目前广泛应用于临床的影像学技术，它可以准确判断肿大淋巴结是否肿瘤侵犯，因此，目前已经很少采用剖腹探查术来明确淋巴瘤分期。

PET 检查可以较好地鉴别肿瘤和瘢痕组织，这种检查将葡萄糖与放射性元素绑在一起注射进患者体内，肿瘤组织通常会摄取较多葡萄糖，从而使病灶局部聚集较多的放射性元素，而瘢痕组织摄取能力与正常组织一样甚至更低，因此，肿瘤与瘢痕组织可以通过放射性元素摄取量的不同区别开来。由此可见，PET 是目前判断淋巴瘤侵犯范围、了解治疗效果的理想手段，但是，由于其价格昂贵，而且目前不能列入医保范围，所以应用受到很大限制。为此，影像学家一直在寻找价格低廉且效果相近的替代检查，基于 MRI 的弥散加权成像（DWI）技术可能是一种合适的替代选择。

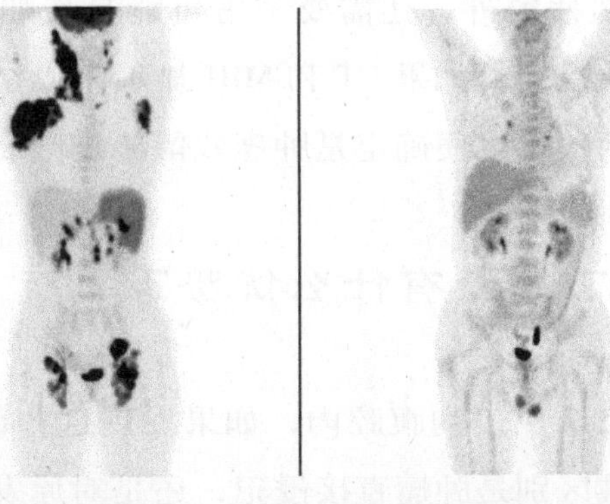

淋巴瘤患者治疗前（左）和6个疗程化疗后（右）的PET显像结果，可以看到颈部、腋下、腹腔内和腹股沟肿大的淋巴结在治疗后完全消失。

47. 淋巴瘤患者为什么要做骨髓检查?

淋巴瘤细胞侵犯骨髓时，由于骨髓造血空间受到挤占，同时，肿瘤细胞可能分泌抑制性细胞因子，导致正常造血细胞生产量减少，相应地会出现红细胞计数减少（贫血）、白细胞减少症和血小板减少症等。几乎所有淋巴瘤晚期均可侵犯骨髓，也有一些淋巴瘤早期就可以侵犯骨髓，这类淋巴瘤常见的有滤泡性淋巴瘤、淋巴浆细胞淋巴瘤、套细胞淋巴瘤、伯基特淋巴瘤、淋巴母细胞淋巴瘤等非霍奇金淋巴瘤。霍奇金淋巴瘤则很少侵犯骨髓，但是，一旦骨髓受到侵犯，代表淋巴瘤进入第Ⅳ期，将对治疗的选择和预后有重要影响。

由此可见，一旦确诊淋巴瘤，所有患者都必须进行骨髓检查来明确分期。通常情况下，只需要做普通骨髓涂片，但是，为了确定淋巴瘤是否侵犯骨髓，普通骨髓涂片是不够的，至少应该包含骨髓活检，因为活检能够更加准确地反映骨髓原貌，在发现骨髓是否受到淋巴瘤侵犯方面具有更高的敏感性。有时候，淋巴瘤可能只侵犯个别部位，而不是全身骨髓，所以，初诊时通常需要做两个以上部位的骨髓检查，以免淋巴瘤侵犯时，肿瘤细胞在骨髓分布不均，单一部位穿刺导致错误判断。此外，由于淋巴瘤细胞染色体和特殊基因与预后相关，因此，对部分骨髓侵犯的淋巴瘤患者，必要时还需要做骨髓染色体和基因检查，这样才能进一步协助诊断和指导治疗。

48. 骨髓检查与腰穿是一回事吗？会引起瘫痪吗？

脊髓穿刺检查俗称“腰穿”，是从后腰正中线进针，穿刺进入脊髓腔后获取脑脊液的穿刺技术，其目的主要是检查是否存在神经系统疾病，例如脑膜炎、蛛网膜下腔出血等，绝大多数情况下腰穿很安全，但是仍然有一定风险，操作不当会引起严重不良反应，甚至瘫痪、死亡等。

与腰穿不同，骨髓检查（俗称“骨穿”）非常安全，正确操作不会引起神经系统不良反应。

通常选择两个髂后上棘进行骨穿，髂前上棘因为骨髓腔较小，容易被外周血稀释，因此较少用。如果患者过于肥胖，或者因为其他原因导致穿刺困难，偶尔也可以从胸骨进行穿刺，但是该部位邻近心肺和大血管，具有一定风险，因此需要由经验丰富的医生操作。整个骨髓穿刺大约耗时十分钟，做完后只需要压迫一段时间即可松开，所以，可以在门诊完成整个操作。骨髓穿刺通常包含两个过程，一个是骨髓抽吸涂片，一个是骨髓活检。骨髓涂片是从骨髓腔中抽取少量骨髓液，涂抹到玻璃片上进行检查。抽取骨髓液时，有可能由于抽吸压力过大，使少量外周血混入骨髓，导致细胞分类结果与外周血一样，不能反映骨髓原始风貌，这个现象称为“稀释”。如果骨髓取材“稀释”，需要重新穿刺检查。骨髓活检则无需负压抽吸，仅仅通过粗针的切割作用将少量骨髓组织带出，然后进行病理检查，因此，骨髓活检可以比较真实地反映骨髓原貌，而且，因为获取的是完整的活体组织，所以可以全面反映骨髓结构。

49. 骨穿会很痛吗？

整个骨髓穿刺过程如下，首先对准备穿刺的部位进行消毒，局部铺上消毒巾，然后对穿刺部位进行麻醉，局部麻醉药通常使用利多卡因，因为普鲁卡因有过敏的风险，目前已经较少使用。麻醉的重点是皮肤和骨膜，其中，骨膜感觉神经丰富，而且由于无法肉眼直视，所以应该做筛孔眼样麻醉，如果麻醉做得好，下一步穿刺时，患者基本上感觉不到疼痛。由于担心抽吸涂片对局部骨髓组织结构有影响，所以通常先做骨髓活检，后做骨髓抽吸涂片。骨髓活检针较抽吸针粗，一般由操作者顺时针方向旋入骨髓，通过针尖如同刀刃样的部分切割骨髓组织，同时使之紧紧地挤进针芯的空腔中，随着穿刺针一起被拔出体外。活检后即可进行骨髓抽吸，如前所述，抽吸时压力过大，可

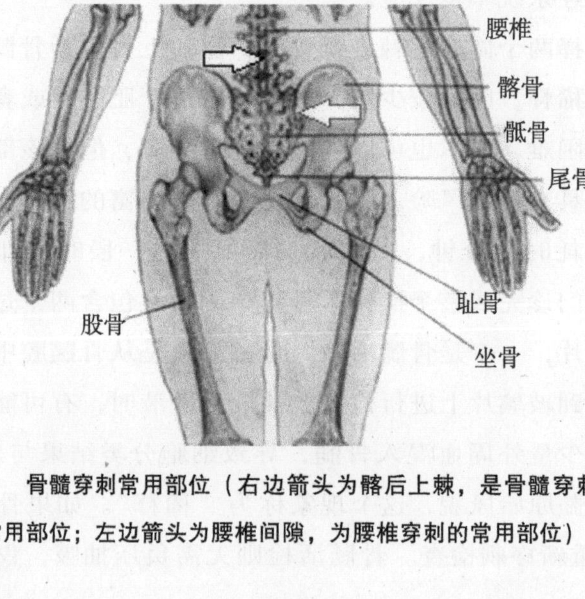

骨髓穿刺常用部位（右边箭头为髂后上棘，是骨髓穿刺常用部位；左边箭头为腰椎间隙，为腰椎穿刺的常用部位）

能会导致骨髓稀释，为了避免这种情况，一方面，准确定位非常重要，另一方面，应该只抽取极少量骨髓液进行涂片。如果穿刺定位准确，在抽吸的时候，患者可能会感觉到一种类似于牙痛的锐痛，通常持续时间不到一秒。理论上，出现这种疼痛时，通常说明抽吸定位准确，稀释的可能性较小。操作者需要将每一步骤的进展通过交谈提前告诉患者，使患者对可能的感觉有思想准备。如果需要做骨髓的其他检查，例如流式细胞术、染色体等，则应该在抽吸极少量骨髓液后，先完成涂片，再更换大容量注射器，抽吸更多骨髓液样本，由于离体骨髓液比较黏稠，很容易凝固，因此这些操作需要非常迅速地完成。

50. 做骨髓检查需要注意什么？

多数患者会对骨髓穿刺感到焦虑和恐惧，深入认识骨髓检查的操作细节和重要性，与医生仔细交流和沟通，是缓解这种焦虑情绪最好的方法。实际上，如果操作得当，骨髓穿刺的风险极低，如果操作者经验丰富，操作过程中疼痛程度通常较轻。除了服用抗凝剂（例如华法林）和血友病患者外，骨髓穿刺检查几乎没有其他禁忌证。如果操作小心轻柔，即使血小板严重减少的患者，也可以安全地进行骨髓检查，所以，单纯服用抗血小板积聚药物（例如阿司匹林）的患者，骨髓穿刺时通常无需停药。除非特殊情况，患者无需服用镇静剂或者止疼药物。骨髓穿刺完成后，经过一段时间（通常在 30 分钟以内）的局部压迫包扎，患者可以自由活动或者恢复工作。麻醉药作用消失后，患者可能感觉到穿刺部位的轻微疼痛和不适，但是，这种感觉一般不超过 3 天，通常不需要服用药物进行治疗。偶然情况下可以服用止疼药，例如对乙酰氨基酚，但是不宜服用对血小板聚集有影响的药物，例如阿司匹林等，以免增加局部出血的风险。如果发现出血，局部加压一段时间即可，严重时可以到医院就诊。严格操作时，骨髓穿刺部位局部感染和严重出血非常罕见。

51. 淋巴瘤需要做哪些影像学检查？

如前所述，淋巴瘤的准确分期非常重要，对治疗和预后具有重要意义。但是，很多淋巴结病灶位于身体内部，双手无法触及。同时，淋巴瘤容易侵犯多处内脏，需要借助影像学技术才能发现这些病变，从而得出准确的分期信息。影像学还可以准确测量淋巴瘤病灶的体积，在治疗的不同阶段，对同一部位病灶的大小进行连续性动态观察，可以准确判断治疗效果。

按照成像原理，目前淋巴瘤影像学可以分为几个大类。①源于X线透射成像的检查，从普通的X线到CT，是目前临床较为常用的检查手段，在此基础上，借助造影剂可以完成更为理想的内脏显像，包括消化道造影、血管造影等；②源于磁场共振原理成像的核磁共振技术，也是极为常用的检查；③借助同位素发出射线进行成像的技术，主要有单光子发射激光断层扫描（SPECT）和正电子发射激光断层扫描（PET），其中PET技术具有物理和功能共同成像的优势，已经越来越多地用于淋巴瘤分期和预后评估；④超声成像技术简便易行，成本较低，在腹腔内部器官成像方面具有较大优势。

52. 除了常规手术，还有哪些方法可以帮助获得病理确诊？

对于很多深部病变，以往需要外科手术才能获取组织活检，目前仅通过微创技术就可以完成。近年来，介入影像学技术发展迅速，为获取病理组织带来极大便利。对于人体深部的病变，获取活检组织有一定困难，以往通常需要传统手术才能获得，例如，如果仅在纵隔发现肿块，开胸手术是获得病理组织的传统方法，目前则可以通过介入影像学技术完成活检，使患者仅需微小创伤就可以得到确诊。介入操作还具有治疗作用，对部分局限病变可以通过治疗取得一定疗效。

广义上说，各种内镜技术也属于医学影像学范畴，这些技术除了可以肉眼观察病变，对于已经发现的病变部位，也可以同时进行组织活检，以较小的损伤，获取足够的组织，最终明确病理诊断。胃肠镜、胸腹腔镜、气管镜、纵隔镜、颅底镜等都是临床上常用内镜技术。

53. 什么是淋巴细胞表面分子（CD 分子）？

白细胞表面表达多种不同种类的分子，它们代表细胞分化的不同阶段，反映细胞的不同功能状态。最初，学者们将这些分子定义为白细胞分化抗原（LDA），用于区别不同谱系来源、不同分化阶段和不同活化程度的白细胞。随着研究的不断深入，学者们发现，白细胞分化抗原同样可以出现在白细胞之外的多种细胞表面。而且，白细胞不能脱离其他细胞单独发挥作用，这些白细胞分化抗原分子并非只是在细胞膜表面表达，一些白细胞分化抗原分子在细胞内存在，一些则以分泌型蛋白形式发挥作用，因此，作为超越白细胞以及细胞膜的分子体系，白细胞分化抗原的定义越来越不合适。2004 年，人类白细胞分化抗原国际协作组决定将人类白细胞分化抗原（HLDA）改名为人类细胞分化分子（HCDM）。为了统一和规范地命名这类分子，受世界卫生组织（WHO）和国际免疫学联合会（IUIS）委托，人类白细胞分化抗原国际协作组将其进行统一分类和命名，该组织将一种单克隆抗体所识别的分化抗原归为同一个分化群，简称 CD，这些分子是目前区分淋巴瘤亚型最重要的依据。随着研究的逐渐深入，人 CD 分子的序号已经从 CD1 命名到 CD363，不同的细胞群具有不同的分子类型。但是，不同细胞群之间，CD 分子标记并非绝对特异性的，也就是说，不同细胞表面可能具有同类 CD 分子，同一个 CD 分子也可以分布在不同的细胞群，因此，区别不同的淋巴瘤类型，需要结合多种CD分子结果综合考虑，不能仅靠单一分子进行机械分类。

54. 淋巴细胞表面分子（CD分子）对于淋巴瘤诊断有什么重要性？

目前情况下，确定淋巴瘤细胞来源于B、T还是其他特殊类型，检测肿瘤细胞CD分子是最重要的手段。目前常用两种技术检测CD分子，即流式细胞术和免疫组织化学方法。通常情况下，B细胞的特征性CD分子包括CD19、CD20、CD79α和PAX5，T/NK细胞的标志则通常是CD2、CD3、CD5和CD7等。如前所述，CD分子在不同淋巴瘤中的表达情况非常复杂，不能靠单一分子进行区分，需要根据不同的组合，进行一步一步地推理。而且，还需要结合临床、细胞形态、染色体或者分子遗传学资料，这样才能完成具体分型。此外，肿瘤是正常细胞变异的结果，肿瘤细胞的异常并不一定是千篇一律的，难免有不典型病例，或者兼具两种类型的“交界性”淋巴瘤特点，所以，尽管非常重要，但是不能仅凭CD分子就得出具体分型。

55. 如何区别惰性淋巴瘤和侵袭性淋巴瘤？

传统意义上，通常将非霍奇金淋巴瘤按照恶性程度分为3大类，分别是惰性、侵袭性以及高度侵袭性。但是，近年来淋巴瘤分类越来越细化，这种笼统分类比较刻板，很难操作，也不能很好地反映不同淋巴瘤的临床特征，因此，最新的WHO标准中已经不再采用这种分类。

惰性淋巴瘤生长缓慢，患者生存时间长，早期无症状患者通常无需治疗，晚期治疗虽然可以有一定疗效，但最终难免复发，因此被认为是不可治愈的淋巴瘤类型，除非做异体造血干细胞移植。由于惰性淋巴瘤发展缓慢，患者难以觉察早期病变，所以多数患者确诊时分期较晚，骨髓累及比例较高。但是，因为疾病进展缓慢，即便病情已到晚期，患者通常也很少有严重症状。滤泡性淋巴瘤是惰性淋巴瘤的代表，其他如黏膜相关淋巴瘤、小 B 细胞淋巴瘤/慢性淋巴细胞白血病也可以归入惰性淋巴瘤。

高度侵袭性淋巴瘤生长迅速，症状明显，如果治疗不及时，患者可以迅速死亡。由于症状明显，因此多数患者可以在早期获得确诊。与惰性淋巴瘤不一样，这类肿瘤对放化疗反应较好，积极治疗可使部分患者获得治愈。伯基特淋巴瘤、淋巴母细胞淋巴瘤都是这类疾病的代表。

侵袭性淋巴瘤是介于上述两者之间的类型，弥漫大 B 细胞淋巴瘤是其中的代表。

56. 慢性淋巴细胞白血病属于淋巴瘤吗?

从最初的 WHO 分型开始，目前公认小淋巴细胞淋巴瘤（SLL）与慢性淋巴细胞白血病（简称慢淋，CLL）是一种疾病，只是处于不同的疾病阶段而已，所以两者以一条斜线分割，代表同一种疾病。显微镜下，这类淋巴肿瘤细胞体积较小，因此称为“小淋巴细胞”淋巴瘤。这种淋巴瘤通常进展缓慢，老年人发病率较高，国外尤其明显，国内发病年龄比国外偏低。如同前面对惰性淋巴瘤的描述一样，诊断时，多数患者肿瘤细胞已经侵犯骨髓，应该分为Ⅳ期病变。但是，由于多数慢淋患者起病时都有骨髓和外周血受累，霍奇金淋巴瘤的 Ann Arbor 分期无法准确反映病情的进展程度，因此，慢淋患者采用另外的标准进行分期，其中 Binet 和 Rai 分期较为常用，这两种分期的关键依据，都是考虑了体内肿瘤细胞数量对血红蛋白和血小板数目的影响程度，一方面，通过淋巴结受累区域的多少来区分早中期病变，另一方面，通过血红蛋白和血小板数目的变化来区分中晚期病变。

小淋巴细胞淋巴瘤与慢淋之间本质是一种疾病，它们的差异仅仅是外周血淋巴瘤细胞数目，从定义上说，如果外周血淋巴瘤细胞数目低于 5×10^9/L，可以诊断小淋巴细胞淋巴瘤，如果超过 5×10^9/L，则诊断慢性淋巴细胞白血病。很多慢淋患者症状轻微，体检发现外周血淋巴细胞数目增高是促使患者就诊的重要原因，进一步做外周血流式细胞仪检查，如果证实为 CD19 和 CD5 共阳性细胞，并且细胞周期素 D1（Cyclin D1）阴性，即可排除套细胞淋巴瘤而基本确诊慢性淋巴细胞白血病。细胞周期素 D1 是细胞自我复制和分裂周期中的关键蛋白，在细胞从 DNA 合成前期（G1 期）转变到 DNA 合成期（S 期）的过程中起重要作用。由此可见，慢淋可以通过外周血获得诊断，骨髓检查并非诊断所必须。

57. 能引起高黏滞综合征的华氏巨球蛋白血症是淋巴瘤吗？

WHO 分型标准认为，淋巴浆细胞淋巴瘤/华氏巨球蛋白血症（WM/LPL）也是一种疾病的两种表现形式。本病主要表现为 IgM 类型的单克隆免疫球蛋白产量异常增加，这是一种特殊类型的惰性淋巴瘤。通常将骨髓中可以发现淋巴瘤细胞者称为淋巴浆细胞淋巴瘤，而将合并血单克隆 IgM 增高者称为华氏巨球蛋白血症。如果单克隆 IgM 水平仅仅少量增加，而且不出现任何症状，则可以称为 IgM 型意义未明的单克隆免疫球蛋白血症（MGUS）。IgM 型单克隆免疫球蛋白血症患者最终可以进展至淋巴浆细胞淋巴瘤/华氏巨球蛋白血症，因此也可以称为淋巴浆细胞淋巴瘤/华氏巨球蛋白血症的前期病变。

淋巴浆细胞淋巴瘤/华氏巨球蛋白血症的肿瘤细胞通常在骨髓和淋巴结中发现，本病常见于老年患者，发病率不高，男性较女性稍多。丙肝患者中淋巴浆细胞淋巴瘤/华氏巨球蛋白血症发生率略有增高，遗传因素有可能也是发病原因之一，因为患者的一级亲属发病率增高。近年来，利用全基因组测序技术，学者们发现，90%以上的淋巴浆细胞淋巴瘤/华氏巨球蛋白血症患者肿瘤细胞内存在特殊的基因突变，即MYD88基因突变，在其他类型淋巴瘤中，则几乎均未发现这种突变。MYD88突变的发现具有重要意义，首先，揭示本病的发生可能与这种突变有关，其次，可能为诊断和鉴别诊断提供了一种客观依据，第三，针对该突变将来可能会研发靶向性药物，为治疗本病提供一种新的思路。

许多淋巴浆细胞淋巴瘤/华氏巨球蛋白血症患者症状轻微，乏力有可能是唯一的临床表现。贫血也是常见症状，体检可见面色苍白等贫血体征，也可发现淋巴瘤肿大，个别患者肝脾肿大。

外周血IgM增高可以通过定量检测证实，但还需要免疫固定电泳检测来确定其单克隆性质。正常情况下，IgM是抵御外界感染的一种抗体，这是一个大分子蛋白质，由五个单一抗体分子组合而成。淋巴浆细胞淋巴瘤/华氏巨球蛋白血症患者中，除了淋巴瘤本身的临床表现外，大量异常增多的IgM也可以引起相应的临床症状。由于IgM分子量较大，如果血浆IgM含量明显增多，会引起外周血黏稠度增加，这种现象称为高黏滞综合征。血黏度检查有助于高黏滞综合征的诊断，该综合征引起血流缓慢，可以出现眩晕、疲劳、头痛、视力改变、意识模糊以及出血倾向等。如果出现这些临床症状，通常意味着需要紧急血浆置换，但是，如果仅仅发现血黏度检查结果异常，而不伴有临床症状，则不需要紧急血浆置换。

异常增高的IgM还可以通过免疫机制与正常细胞发生相互作用，从而导致相应的临床症状。影响神经系统时可以引起周围神经病变，出现肢体和指趾的麻木、刺痛和无力等症状。大约20%的淋巴浆细胞淋巴瘤/华氏巨球蛋白血症患者会出现神经病变。异常IgM也会引起雷诺现象，即双手受凉时变白，然后逐渐变紫变红，伴有疼痛和麻木。异常IgM还会引起冷凝集素病，这是一种天气寒冷时发作的自身免疫性溶血性贫血，患者可以出现重度贫血。增高的IgM成分如果沉积到正常器官，可形成淀粉样变，常见受到累积的器官是心、肾、肝、舌、消化道等。由于IgM黏附对血小板和凝血因子的影响，患者可有严重出血倾向，此时很难通过单纯输注凝血物质止血。

淋巴浆细胞淋巴瘤/华氏巨球蛋白血症的治疗原则与其他类型惰性淋巴瘤相似，由于常规方法无法根治本病，对于无症状患者，通常建议等待和观察，这样可以避免过度治疗带来的不良反应。如果IgM水平显著增高并引起相应症状，可以考虑血浆置换等血浆净化治疗，但是，这种物理方法仅能短暂地降低IgM水平。血浆置换需要穿刺两条静脉血管，一条将血液从患者身体内取出进入置换机器，一条将处理过的血液输回患者体内。在体外仪器中，可以将过多的IgM从血浆中滤除，然后将处理过的血浆输回患者体内。

如果出现明显的临床症状，则通常需要全身药物治疗。目前常用药物包括传统化疗药物、单克隆免疫球蛋白（利妥昔单抗，又称美罗华)、靶向治疗和免疫调节治疗，这些治疗手段通常联合使用，组成不同的联合治疗方案。传统治疗药物中，烷化剂最为常用，苯丁酸氮芥（留可然）和环磷酰胺是代表，嘌呤类似物氟达拉滨曾经是本病的主要治疗药物，但是由于远期不良反应较多，目前已经基本被苯达莫司汀替代。利妥昔单抗（美罗华）是一种人鼠嵌合抗CD20单抗，如果肿瘤细胞表面有CD20分子表达，使用利妥昔单抗（美罗华）会获得良好治疗效果。在本病治疗早期，一些患者血清IgM水平可能一过性升高，但是，这种现象并不意味着利妥昔单抗（美罗华）无效，继续坚持治疗，患者依然可以获得较好疗效。在IgM一过性增高并引起高黏滞综合征时，可能需要采用血浆置换配合利妥昔单抗（美罗华）进行治疗。硼替佐米（万珂）作为第一代蛋白酶体抑制剂，在本病治疗中获得显著疗效，因此已被作为首选治疗药物之一。沙利度胺（反应停）对本病有一定效果，可以作为复发难治患者的治疗选择。

对于年轻患者，尤其是常规治疗失败时，高剂量治疗合并自体干细胞输注支持（自体干细胞移植）可以获得更好的效果，但是，这种方法同样不能根治疾病。由于移植物抗肿瘤效应，异基因移植有可能根治本病，但异基因移植有一定风险，只能作为临床试验，适用于部分年纪不大、身体条件良好的患者。

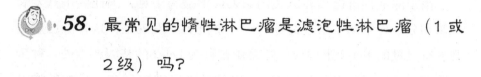

58. 最常见的惰性淋巴瘤是滤泡性淋巴瘤（1或2级）吗？

1或2级滤泡性淋巴瘤（FL）是典型的惰性淋巴瘤，是欧美国家最常见的淋巴瘤类型，我国则相对少见，占所有淋巴瘤的8%左右。按照显微镜下大细胞比例，滤泡性淋巴瘤在病理上分为3个级别，这个分级与临床分期不一样。此外，对于3级病变又做了进一步分型，其中，仍保留少数中心细胞者为3A级，成片中心母细胞浸润，不见中心细胞者为3B级。原则上，3A级以下按照惰性淋巴瘤进行治疗，而3B级通常按照侵袭性淋巴瘤进行治疗。

滤泡性淋巴瘤患者平均年龄偏大，多数在55~60岁之间。男女发病率相似，大约50%的Ⅳ期患者出现发热、盗汗、消瘦（B症状），较早期患者（Ⅰ至Ⅲ期）则很少出现B症状。

淋巴结无痛性肿大常常是滤泡性淋巴瘤患者的首发症状，与其他肿瘤体积持续性增大不一样，淋巴结可能会时大时小。病理活检是确诊的必要手段，完整的淋巴结切除可以为病理学家提供理想的组织学标本，如果肿块太大或者位置较深，切除困难，CT或者B超引导下的粗针穿刺也是不错的选择，此外，对于深部组织的病变，内镜下活检也是获取较大组织的较好选择，一些特殊部位的活检，可能需要借助更为先进的手段，例如脑组织的病变，立体定向活检是理想的手段。但是，完整切除淋巴结的目的只是为了诊断，因此，如果有多个淋巴结或者存在邻近组织受累，手术只需要获得病理检查足够的标本即可，不需要对所有受累病灶勉强进行切除，这点与其他肿瘤的清扫性手术原则不一样，残留的淋巴瘤组织可以通过后续的化疗和放疗进行治疗。

59. 滤泡性淋巴瘤是如何发生的?

由于滤泡性淋巴瘤在欧美国家人群中最为常见，因此关于其发病机制和分子异常的了解较为深入。一个重要的发现是，这种淋巴瘤细胞含有过量的Bcl-2蛋白质，这是由被称为bcl-2的基因产生的一种蛋白质分子，过量的Bcl-2蛋白质可以延长淋巴细胞寿命，长寿的淋巴细胞堆积起来，可能是滤泡性淋巴瘤发生的重要机制。科学家们研究发现，Bcl-2蛋白质过量产生的原因是染色体易位。人类细胞核内有23对（46条）染色体，这些染色体主要由脱氧核糖核酸（DNA）形成，DNA含有合成蛋白质分子的基本信息。正常情况下，基因合成蛋白质的能力受到严密的调控，从而保证蛋白质合成量不多不少。疾病情况下，某些基因片段会从一个染色体转到另外一个染色体，这个过程称为易位。滤泡性淋巴瘤细胞中，位于18号染色体的bcl-2基因片段易位到14号染色体上，此时，易位bcl-2基因旁边来自原先14号染色体的另一个基因发出指令，使bcl-2基因产生过量的Bcl-2蛋白质。如前所述，过量的Bcl-2蛋白质可以阻止淋巴细胞死亡，这可能就是淋巴瘤发生的机制。

60. 什么是凋亡，与淋巴瘤的发生有何关系?

与所有生命一样，正常细胞都会衰老死亡，这种衰老后死亡的现象称为凋亡（程序性细胞死亡）。如前所述，过多的Bcl-2蛋白质可以阻断这种凋亡过程，导致淋巴细胞堆积，最终形成淋巴瘤。很多化疗药物可以引起肿瘤细胞凋亡，但是，如果Bcl-2蛋白质过多，细胞可能对化疗药物具有较高的耐药性。因此，如果能够找到阻止Bcl-2蛋白质过度产生的药物，将可能有助于克服化疗耐药，对控制淋巴瘤病情有帮助，这类药物目前正在进行临床研究。目前，单克隆抗体利妥昔单抗（美罗华）在B淋巴细胞淋巴瘤治疗中获得较好疗效，其主要作用机制也是促使肿瘤细胞凋亡。凋亡现象的发现对认识细胞生理功能极其重要，为此，2002年的诺贝尔医学奖颁发给最早发现凋亡规律的研究者。

61. 容易从淋巴结外发生的淋巴瘤是边缘带淋巴瘤吗?

边缘带淋巴瘤是起源于淋巴结边缘区细胞的一种惰性淋巴瘤，边缘带指的是围绕淋巴结内淋巴滤泡周围的区域。按照肿瘤起源部位不同，通常分为下面几种。

（1）淋巴结边缘带淋巴瘤。

（2）脾边缘带淋巴瘤。

（3）黏膜相关淋巴瘤，又称为MALT淋巴瘤，通常发生于具有黏膜的器官，例如胃、肺、乳腺和甲状腺等。这类患者通常年纪偏大，肿瘤生长缓慢，生存期较长。

62. 什么是淋巴结边缘带淋巴瘤?

淋巴结边缘带淋巴瘤相对少见，在所有淋巴瘤中占2%左右。除了骨髓外，通常不会影响脾脏和其他结外器官。与其他惰性淋巴瘤一样，多数患者发现的时候已属中晚期病变，但是往往不出现发热、盗汗、体重下降（B症状），因此通常在体检时不经意间发现病变。与其他惰性淋巴瘤一样，本型淋巴瘤也难以根治，但是可以较好控制，患者生存期较长。无症状的早期患者，通常不需要针对性治疗，仅密切观察就可以。如果需要治疗，可以单独使用利妥昔单抗（美罗华），也可以利妥昔单抗（美罗华）联合化疗。

63. 脾边缘带淋巴瘤可以引起脾脏显著肿大吗?

脾边缘带淋巴瘤也是少见类型，在所有淋巴瘤中所占比例低于1%。患者脾脏通常明显肿大，淋巴结肿大也不少见，骨髓和外周血中容易发现淋巴瘤细胞，这种细胞表面可以看到明显绒毛，但与毛细胞白血病的绒毛有区别。在丙肝患者人群中，这种淋巴瘤发病率较高，尤其是地中海周边国家和日本，通过对丙肝的积极治疗，部分患者可获得治愈，进一步提示慢性丙肝与本病发病有关。这种淋巴瘤进展非常缓慢，呈现典型的惰性过程。早期往往没有任何症状，中晚期由于脾脏显著肿大，通常可以引起腹部不适症状，例如腹部饱胀、轻微疼痛、烧心（胃灼热）等。由于肿大的脾脏“扣留”大量血细胞，因此可以出现所谓“脾功能亢进”，引起全血细胞减少。除此之外，瘤细胞对骨髓的侵犯也是血细胞减少的原因之一。本病诊断主要依靠外周血和骨髓流式细胞仪免疫分型，通常不需要切除脾脏。然而，如果肿大的脾脏引起明显症状，也可以考虑手术切除，除了可以获得理想的病理组织以便确诊外，病情在脾脏切除后还会显著缓解，部分患者可以不需要做额外治疗。如果需要治疗，可以单独使用利妥昔单抗（美罗华），或者利妥昔单抗（美罗华）联合化疗。

64. 发生于各种腺体的淋巴瘤是黏膜相关淋巴瘤吗?

黏膜相关淋巴瘤起源于淋巴结外，通常从胃肠道黏膜、唾液腺、肺、甲状腺、乳腺、膀胱和肾脏等处发生。这也是一种少见的惰性淋巴瘤，生长较为缓慢，而且，与其他非霍奇金淋巴瘤不一样，这类肿瘤多局限在原有发生部位，通常不会播散性生长，骨髓受累少见。自身免疫病患者中，本类型淋巴瘤发生率较高，可能与长期慢性炎症刺激有关。例如，干燥综合征患者腮腺和其他唾液腺发生黏膜相关淋巴瘤的可能性较高，而甲状腺黏膜相关淋巴瘤常在桥本甲状腺炎患者中发生。上述都是自身免疫性疾病，患者体内存在多种异常的自身抗体，这些抗体长期影响相关腺体，可能是最终发生淋巴瘤的原因。

除了胃黏膜相关淋巴瘤外，其他部位黏膜相关淋巴瘤通常也表现出惰性和进展缓慢的特点。常见累及部位有甲状腺、眼、腮腺、皮肤、乳腺和肠道等。与幽门螺杆菌（Hp）感染引起胃黏膜相关淋巴瘤一样，一些特殊感染可能与其他部位黏膜相关淋巴瘤相关，例如丙型肝炎病毒和包柔螺旋体（引起莱姆病的病原菌）可能与皮肤黏膜相关淋巴瘤发生有关；空肠弯曲菌感染可能与肠道黏膜相关淋巴瘤有关；沙眼衣原体感染则可能是结膜黏膜相关淋巴瘤的病因之一。对这些非胃型黏膜相关淋巴瘤，如果病变局限，首先考虑手术切除，局部放疗也是一种选择。局部放疗是多数黏膜相关淋巴瘤的有效治疗手段，患者通常可以获得长期持续性完全缓解。与其他偏惰性的B淋巴细胞淋巴瘤一样，如果病变广泛，可以单独使用利妥昔单抗，或者利妥昔单抗联合化疗。

65. 抗生素可能根治胃黏膜相关淋巴瘤吗?

胃黏膜相关淋巴瘤是黏膜相关淋巴瘤中最常见的类型，也是一种较为特殊的淋巴瘤。一方面，患者胃内通常可以发现幽门螺杆菌（简称Hp）感染，这是一种特殊细菌，可以在胃肠疾病的时候被发现，也可能存在于正常人群中；另一方面，如果胃黏膜相关淋巴瘤合并存在幽门螺杆菌感染，部分患者可以先进行抗幽门螺杆菌治疗，在清除幽门螺杆菌的同时，淋巴瘤病灶也可以获得缓解，而不一定需要抗肿瘤的联合化疗。因此，目前认为幽门螺杆菌感染是胃黏膜相关淋巴瘤的致病原因之一，持续性幽门螺杆菌感染所引起的炎症刺激，可能引起局部淋巴细胞增殖，最终形成黏膜相关淋巴瘤。因此，通过对病因的治疗，可以使早期淋巴瘤获得缓解。胃镜下进行组织活检，然后进行病理检查，这是确诊本型淋巴瘤的主要手段。确定是否有幽门螺杆菌感染则有很多方法，常用的如血清抗体检测、病理组织特殊染色、^{14}C-尿素呼气试验等，上腹部不适、饱胀、恶心、食欲不佳是常见的临床症状。在确诊胃黏膜相关淋巴瘤的时候，需要采用多种方法检测是否存在幽门螺杆菌感染，以便决定采取抗生素治疗还是联合化疗。

一旦确诊，胃黏膜相关淋巴瘤患者需要进一步完善分期工作，与其他类型淋巴瘤不一样，本型淋巴瘤建议采用 Lugano 胃肠道淋巴瘤分期体系，而不是常用的 Ann Arbor 体系。这种分期体系的主要依据有两方面：①肿瘤对胃黏膜的侵袭深度；②肿瘤对邻近器官的影响范围。如果淋巴瘤侵犯仅限于胃内，并且幽门螺杆菌检测阳性，则推荐首先考虑抗幽门螺杆菌治疗，其中质子泵抑酸药和阿莫西林、克拉霉素等抗生素都是主要药物。抗幽门螺杆菌感染治疗后，淋巴瘤病变的消退可能需要很长时间，有时甚至超过一年，在此期间，定期复查胃镜非常必要。如果诊断胃黏膜相关淋巴瘤的同时幽门螺杆菌检测阴性，则可以采用低强度放疗，可能获得较好疗效。如果肿瘤病变已经侵犯胃以外的器官组织，利妥昔单抗单药或者联合化疗可能有较好疗效。一般情况下，无需手术切除病变的胃，但如果多种保守治疗均告失败，也可考虑手术切除全胃。

66. 为什么需要区别对待3级滤泡性淋巴瘤？

按照肿瘤细胞形态的侵袭性，滤泡性淋巴瘤分为 3 个级别，1、2 级病变属于经典的惰性淋巴瘤。滤泡 3 级则分为 3A 和 3B 两种，滤泡 3A 级通常被认为仍系惰性淋巴瘤，3B 级则被认为已经向侵袭性淋巴瘤转化。实际上，滤泡性淋巴瘤分级非常困难，不仅仅 3A 和 3B，甚至 2、3 级病变的鉴别都不容易，偶然情况下，不同的病理医生间可能难以获得一致意见。

3级病变在滤泡性淋巴瘤中并不常见，分期则与其他类型淋巴瘤相同。原则上，滤泡3A级淋巴瘤的治疗首选惰性淋巴瘤方案，3B级则选用侵袭性淋巴瘤方案。实际上，由于两者鉴别困难，很多时候病理医生只能笼统地归为3级病变，因此，也可以笼统地选用侵袭性淋巴瘤的联合化疗方案。部分3B级患者可能获得治愈，不过，治愈率比原发侵袭性淋巴瘤低。

67. 弥漫大B细胞淋巴瘤是最常见的淋巴瘤吗？

弥漫大B细胞淋巴瘤（DLBCL）是国内最常见的非霍奇金淋巴瘤类型，占所有淋巴瘤患者的30%以上。本型可影响各个年龄段人群，但是中老年人发病率更高。肿瘤通常进展迅速，如果不治疗的话，多数患者一年内死亡，所以，本型通常被认为是侵袭性淋巴瘤的代表。如果治疗得当，肿瘤细胞对化疗和免疫治疗反应较好，部分患者甚至可以治愈。除了从淋巴结起病外，弥漫大B细胞淋巴瘤可以直接起源于多种结外器官，例如骨髓、肠道、肺、肾、肝和颅脑组织。无痛性迅速增大的淋巴结通常是最早的症状，如果肿瘤增长迅速，也可能出现不同程度的疼痛。针对迅速增大的淋巴结，尤其是多处同时增大的淋巴结，有的时候，医生会先使用抗生素进行试验性治疗，然后根据治疗反应，再决定是否需要安排手术切除，进一步明确病理诊断。实际上，淋巴结肿大，尤其是多处肿大而不伴有局部皮肤破溃时，细菌感染的可能性非常小，多数情况下系病毒感染，因此，笼统地给予抗生素其实并不合适，相反，进行密切观察，或者进行影像学检查（例如B超和PET-CT），指导是否需要进一步活检可能是最佳选择。如果是结外侵犯，则相应部位的临床表现多种多样，常常导致误诊和延迟诊断，例如侵犯腹腔内器官时，患者会出现腹痛、腹胀、大便异常；侵犯胸腔内时，可能出现咳嗽、气短、胸闷；如果侵犯颅脑内部，会引起头痛、眩晕、视力障碍、行走困难甚至于精神症状。此外，本型容易合并B症状，即发热、盗汗和消瘦等。

实际上，弥漫大B细胞淋巴瘤还可以细分为多种亚型，而且随着对本型认识的深入，这些亚型还会进一步分为更详细的分类。从2000版到2008版WHO标准，关于本病的亚型分类就存在很大差异，分型的更新主要基于对本型淋巴瘤各种特性的深入认识，尤其是肿瘤细胞来源、起病机制、治疗特点和预后差异等。例如，通过基因芯片技术发现，大多数弥漫大B细胞淋巴瘤可以分为两种，即生发中心来源（GCB）和后生发中心来源（ABC），其临床表现不同，对利妥昔单抗为主的治疗反应差异较大，后者预后比前者明显差，可能需要加用硼替佐米或者来那度胺等新药。近年来，进一步研究发现，同时出现MYC和BCL-2基因异常的弥漫大B细胞淋巴瘤预后更加恶劣。由此可见，目前的淋巴瘤分型体系并非不可修订的最终版本，随着研究的深入，我们对淋巴瘤发生发展机制的认识将会进一步深入，对淋巴瘤的分型也会越来越合理、准确。

68. 最容易与慢性淋巴细胞白血病混淆的淋巴瘤是套细胞淋巴瘤吗?

套细胞淋巴瘤（MCL）大约占所有淋巴瘤的5%，男性发病率较女性高约4倍。套细胞淋巴瘤曾经被归入惰性淋巴瘤范畴，即使采用积极的治疗方法，通常也无法获得治愈。本病进展较其他惰性淋巴瘤迅速，生存期较短，因此，目前多数意见认为本型不属于惰性淋巴瘤，因此不适合采用等待观察的治疗方法，一旦确诊，应该采用积极治疗措施，甚至包括干细胞移植。

本型常发生在老年人，临床表现为多处淋巴结肿大，肝脾肿大常见。淋巴瘤细胞侵犯骨髓也是常见现象，超过50%的患者血循环中可以发现淋巴瘤细胞。多数患者诊断的时候已经存在多处病灶，常常已经属于Ⅲ、Ⅳ期病变。发热、盗汗、消瘦等B症状也是比较常见的临床表现。另外，胃肠道也是常见被侵犯的部位，尤其是结肠。因此，一旦确诊套细胞淋巴瘤，即使患者没有任何胃肠道症状，治疗前全面评估胃肠道是否受累也是非常必要的。

与多数淋巴瘤类型一样，套细胞淋巴瘤发病原因不清楚。不过，一些研究发现，与滤泡性淋巴瘤中Bcl-2蛋白质过度产生相似，本型淋巴瘤细胞也会过度产生另一种称为Bcl-1的蛋白质，这种物质同样可以使淋巴细胞迅速生长，并且降低其凋亡速度，最终导致淋巴细胞聚集而形成淋巴瘤。异常的肿瘤细胞表面还有另外一种称为CD5的蛋白质，CD5是T细胞表面的标志，通常不出现在B细胞表面。套细胞淋巴瘤是一种B细胞淋巴瘤，按理来说肿瘤细胞表面不应该出现CD5蛋白质。CD5蛋白质还会出现在慢性淋巴细胞白血病（简称慢淋）的肿瘤细胞表面，因此，临床上这两种淋巴瘤的区别比较困难，需要借助其他客观标准。一方面，慢性淋巴细胞白血病细胞表面具有CD23蛋白质，而套细胞淋巴瘤则通常为阴性；另一方面，周期素D1（Cyclin D1）仅见于套细胞淋巴瘤，而慢淋患者细胞表面阴性。所以，上述两个客观标志有助于鉴别慢淋和套细胞淋巴瘤。

一旦诊断确立，分期检查完成，应该尽快开始治疗。与滤泡性淋巴瘤类似，多数患者早期治疗效果不错，但是治疗后疾病复发较快，生存时间较短。因此，有必要研究更有效的治疗方法，例如使用各种新药，有条件的患者可以考虑干细胞移植。近年来研究发现，多种新药都获得较好疗效，例如硼替佐米（万珂）、苯达莫司汀、来那度胺、布鲁顿酪氨酸激酶（BTK）抑制剂等，这些新的治疗手段有可能在不远的将来为本病治疗带来较大改观。

69. 进展最迅速的淋巴瘤是伯基特淋巴瘤吗?

伯基特淋巴瘤是生长极为迅速的淋巴瘤类型，但是其肿瘤细胞对药物治疗极为敏感，因此，通过及时且积极的治疗，绝大多数患者可以获得治愈。这也是一种B细胞淋巴瘤，肿瘤细胞表面会出现明显的CD20分子，因此利妥昔单抗（美罗华）能够显著增加治疗效果。以前曾经将其分为伯基特淋巴瘤和伯基特样淋巴瘤，前者通常发生于非洲儿童，具有一定的地域性，后者则在全球散发，患者以成人为主。近年来发现两者表现极其相似，差异不大，所以目前倾向于不再区别两种类型。

伯基特淋巴瘤根据其发现者丹尼斯·伯基特（Dennis Burkitt）的名字来命名，他是一个在东非工作的爱尔兰外科医生，正是他首先发现并报道了这种淋巴瘤类型。除了这种具有地域流行性的伯基特淋巴瘤亚型，还有非地域性的散发性伯基特淋巴瘤以及发生于免疫缺陷患者（例如艾滋病患者）的伯基特淋巴瘤类型。流行性伯基特淋巴瘤主要发生在赤道附近的非洲孩子身上，本病在当地儿童的发生率高达万分之一，约占儿童肿瘤类型的50%。通常表现为下颌或者面部的巨大肿块，主要在4~7岁的男孩发病。这种肿瘤进展极其迅速，上下颌骨均可受到影响，淋巴结和骨髓侵犯并不常见，部分患者中枢神经系统侵犯常见，EB病毒可能与本病发生有密切关系。

散发性伯基特淋巴瘤属于少见病种，美国儿童发生率约1/40万，约占所有儿童淋巴瘤的1/3。年轻人也可发病，男性发生率高于女性。肿瘤通常侵犯腹部和肠道，甚至形成巨大肿块，因此，胃肠道不适症状较为常见，例如恶心、呕吐、腹痛、肠梗阻等表现。中枢神经系统侵犯较为常见，因此可以出现多种神经精神症状。如果出现背痛、肢体无力和感觉异常，需要小心脊髓侵犯的可能。女性患者，淋巴瘤侵犯卵巢也比较常见。骨髓和外周血侵犯常见，可以出现急性白血病样

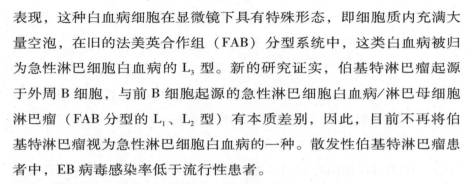

表现，这种白血病细胞在显微镜下具有特殊形态，即细胞质内充满大量空泡，在旧的法美英合作组（FAB）分型系统中，这类白血病被归为急性淋巴细胞白血病的 L_3 型。新的研究证实，伯基特淋巴瘤起源于外周 B 细胞，与前 B 细胞起源的急性淋巴细胞白血病/淋巴母细胞淋巴瘤（FAB 分型的 L_1、L_2 型）有本质差别，因此，目前不再将伯基特淋巴瘤视为急性淋巴细胞白血病的一种。散发性伯基特淋巴瘤患者中，EB 病毒感染率低于流行性患者。

伯基特淋巴瘤的发生与免疫缺陷疾病密切相关，在人类免疫缺陷病毒感染引起的艾滋病和各种器官移植后长期服用免疫抑制剂的患者中，伯基特淋巴瘤发生率明显增高，这些患者的淋巴结和骨髓侵犯较为常见。艾滋病患者合并伯基特淋巴瘤时，除了联合化疗外，针对艾滋病的治疗也很重要。

伯基特淋巴瘤的病理切片有一些重要特征，首先是正常淋巴滤泡被破坏，体积较小没有裂隙核的淋巴瘤细胞弥漫分布，旧的病理分类体系中，将这种淋巴瘤称为“小无裂细胞”。伯基特淋巴瘤中也可以见到稍大的细胞，这些细胞通常是负责吞噬死亡后淋巴瘤细胞的巨噬细胞。“星空现象”是显微镜下可见的特征性表现，这是细胞增殖旺盛、生长迅速的体现；另外一个反映细胞增殖的指标是免疫组化中的 Ki-67，其染色阳性率通常超过 95%，比另外两种侵袭性淋巴瘤（弥漫大 B 细胞和淋巴母细胞淋巴瘤）还要高。

尽管 EB 病毒被认为与本型淋巴瘤密切相关，但是，与其他淋巴瘤一样，本病的确切病因和发生机制依然不甚清楚。免疫缺陷患者容易发生本型淋巴瘤，尤其是人类免疫缺陷病毒感染后发生艾滋病的患者，这种现象表明，免疫系统的异常可能是发病原因之一。除此之外，基因异常也可能参与本型淋巴瘤的发病，由于位于 14 号染色体的 MYC 基因易位，导致基因持续活跃表达，被称为 c-Myc 的蛋白质在本型患者体内产量过高，这种蛋白质可以驱使淋巴瘤细胞迅速增殖。MYC 基因的易位通常发生在 14 号和 8 号染色体之间，按照惯例书写为t（8；14），上述三种伯基特淋巴瘤均可见这种易位，因此，这种异常可以作为诊断的重要证据。

由于伯基特淋巴瘤具有高度侵袭性，生长迅速，因此，一旦确诊，治疗需要立刻开始。本型对联合化疗极为敏感，治疗早期容易出现大量肿瘤细胞死亡，细胞内部多种成分进入血循环，这将引起严重情况，即所谓“肿瘤溶解综合征”，严重者会因为急性肾衰竭死亡，因此，本型淋巴瘤治疗早期，可能需要先用剂量低、种类少的药物做预化疗，同时密切监测，完善水化、碱化等预防手段，待肿瘤负荷逐渐降低，再开始足量联合化疗。由于肿瘤极具侵袭性，因此，类似环磷酰胺+多柔比星+长春新碱+泼尼松（CHOP 方案）的化疗方案不足以获得理想疗效，目前通常给予 Hyper-CVAD 或者 CHOP 方案+鬼臼毒素（CHOPE 方案）进行化疗，联合利妥昔单抗治疗，效果将进一步提高。Hyper-CVAD 方案由 A、B 两个序贯方案组成，先后完成两个方案算作 1 个疗程。A 方案中主要药物是环磷酰胺、长春新碱、多柔比星和地塞米松，B 方案中主要药物是甲氨蝶呤和阿糖胞苷。如果治疗及时，绝大多数患者可以获得根治，而且通常无需干细胞移植。

70. 什么是淋巴母细胞白血病/淋巴瘤？

淋巴母细胞淋巴瘤也是一种高侵袭性淋巴瘤，国内比国外相对多见。本型进展迅速，多数患者肿瘤细胞可能很快侵犯骨髓和外周血，有时甚至于直接从骨髓和外周血起源，出现典型的急性白血病症状，因此，WHO 将淋巴瘤和白血病两种常见的表现形式合并成为一种类型，均归为前 B/T 细胞白血病。在 WHO 2008 年版的分型中，除了分为 B 和 T 细胞两大类外，根据是否存在特殊染色体异常，将 B 淋巴母细胞白血病/淋巴瘤进一步分为多种不同的亚型，其中，伴有第 9 和 22 号染色体易位的类型（Ph 染色体阳性，或者 BCR-ABL1 融合基因阳性）预后不良，对常规治疗效果较差，但是对酪氨酸激酶抑制剂为主的联合治疗效果较好。

淋巴母细胞白血病/淋巴瘤常见于儿童和青少年，约占儿童所有淋巴瘤的1/3，而成人中仅占5%左右，男性比女性多见。本型多数系T细胞来源（约80%），其他为B细胞来源。免疫组化是鉴别本型的重要手段，末端脱氧核苷酸转移酶（TDT）阳性是本型淋巴瘤重要特征，CD99阳性也是另外一个重要特征。

前纵隔肿物是本型常见的临床表现，严重时可以引起心包或者胸腔积液，局部压迫可以导致血管受压，严重时可以引起静脉回流障碍，例如头面部水肿、头痛、视力障碍等；也可以引起气管压迫而导致呼吸困难。由于本型淋巴瘤具有高度侵袭性，因此，一旦诊断确立，应该立刻开始治疗。治疗首选高强度联合化疗，儿童患者通常可以通过联合化疗获得治愈，而成年患者多需要异基因移植方能获得治愈。

71. T与NK细胞淋巴瘤是一回事吗？

因为目前技术难以区别T细胞和自然杀伤细胞（NK细胞），WHO将T和NK细胞来源的淋巴瘤作为一个类型，不进行分别讨论。与B细胞淋巴瘤类似，除了T淋巴母细胞白血病/淋巴瘤外，其他类型都属于成熟T/NK细胞淋巴瘤，也就是所谓“外周”T/NK细胞淋巴瘤，其具体类型如下面所述。

（1）慢性前淋巴细胞白血病/淋巴瘤（T-CLL/T-PLL）。

（2）T大颗粒淋巴细胞白血病（T-LGL）。

（3）侵袭性NK细胞白血病（ANKCL）。

（4）成人T细胞淋巴瘤/白血病（ATCL/L）。

（5）结外NK/T细胞淋巴瘤，鼻型（NK/TCL）。

（6）肠病相关T细胞淋巴瘤（ITCL）。

（7）肝脾T细胞淋巴瘤。

（8）皮下脂膜炎样T细胞淋巴瘤。

（9）蕈样霉菌病/赛塞里（Sézary）综合征（MF/SS）。

（10）间变性大细胞淋巴瘤（ALCL），T和非T非B细胞，原发性皮肤型。

（11）外周T细胞淋巴瘤（PTL）。

（12）血管免疫母细胞T细胞淋巴瘤（AITCL）。

（13）间变性大细胞淋巴瘤（ALCL），T和非T非B细胞，原发性全身型。

72. 成人T细胞淋巴瘤/白血病是病毒感染引起的吗？

成人T细胞淋巴瘤/白血病是成人T细胞白血病病毒（HTLV-1）感染引起的淋巴瘤类型。这种病毒通常在加勒比海、日本西南部和美国东南的人群中流行。不过，T淋巴细胞白血病病毒感染者中，仅有2%~3%最终发展为成人T细胞淋巴瘤/白血病，而且通常是在感染的10~40年以后发生。这种病毒也可以引起脊髓神经病变，即所谓热带痉挛性轻截瘫，表现为缓慢进展性下肢锥体束征、痉挛性无力、剪刀步态、轻度协调障碍。这种淋巴瘤类型可以表现为慢性或者急性形式，如果是急性型，患者可以发生高钙血症，出现严重脱水和意识障碍等表现，骨骼侵犯会引起骨痛。淋巴结肿大、肝脾肿大是比较常见的临床表现，很多患者外周血中可以发现淋巴瘤细胞，表现为白血病形式。慢性型则进展缓慢，通常伴有轻度淋巴结肿大和皮疹。

73. 什么是T大颗粒淋巴细胞白血病和慢性自然杀伤细胞淋巴增殖性疾病？

自然杀伤细胞是一种胞质内具有较大颗粒的淋巴细胞，部分T细胞也具有类似的大颗粒，这种大颗粒细胞发生的淋巴瘤通常称为T大颗粒淋巴细胞白血病，如果起源于自然杀伤细胞，则属于慢性自然杀伤细胞淋巴增殖性疾病的一种。无论是T细胞还是自然杀伤细胞来源，其临床表现相似。本型中大约85%来源于T细胞，其余的来源于自然杀伤细胞。本型疾病进展缓慢，多数患者无需特殊治疗。外周血细胞计数降低比较常见，尤其是粒细胞数目减少和贫血，贫血以纯红细胞再生障碍性贫血最为常见，粒细胞减少则可能因此而出现反复的细菌感染。脾脏增大是常见表现，肝脏肿大不少见，骨髓侵犯也比较常见。本型患者常常出现类风湿关节炎或者其他自身免疫病表现，例如关节肿胀、皮疹、脾大、发热和口眼干燥等。治疗通常选用低强度免疫抑制剂，例如皮质激素、小剂量甲氨蝶呤、环孢素A等。

74. 结外NK/T细胞淋巴瘤经常引起鼻塞吗？

“NK/T细胞淋巴瘤，鼻型”是侵袭性淋巴瘤的一种，起源于自然杀伤细胞或者T细胞，从命名可以看出，这种类型通常由鼻腔或鼻窦起病，也可以侵犯口腔顶部（上颚）、胃肠道、皮肤、睾丸和气管等。少数患者病变可以侵犯眼眶，导致眼球肿胀。本病与EB病毒感染关系密切，亚洲是本型淋巴瘤高发区域，中、南美洲其次，美国和欧洲较少。如果病变分期较早，并且不伴有发热、盗汗、体重下降（B症状），则可以仅凭局部放疗获得治愈，如果病变已界中晚期，或者伴有发热、盗汗、体重下降（B症状），则需要全身化疗联合局部放疗。

75. 什么是肠病相关T细胞淋巴瘤？

肠病相关T细胞淋巴瘤是一种侵犯小肠的淋巴瘤，本型国内非常少见，多为成人发病，患有乳糜泻（也称为谷蛋白敏感性肠病）的患者中发生率较高。通常表现为腹痛、肠道出血、肠梗阻等。本型进展迅速，属于侵袭性淋巴瘤，多数患者对治疗反应较差，生存时间较短。异基因移植可能根治本型淋巴瘤。

76. 肝脾T细胞淋巴瘤致命吗？

肝脾T细胞淋巴瘤是另一种少见的类型，但具有高度侵袭性。通常表现为肝脾肿大、骨髓侵犯等，外周血细胞计数通常减少，很少出现淋巴结肿大。多数其他T细胞淋巴瘤细胞表面具有α/β型T细胞受体，而本型瘤细胞表面通常表现为γ/δ型受体类型，这些受体可以通过流式细胞仪检测确定。本型淋巴瘤治疗非常困难，多数患者很快死亡，长期生存率低于10%，目前研究发现，异体移植可能是治愈本病的有效手段。

77. 血管免疫母细胞T细胞淋巴瘤极易误诊吗？

血管免疫母细胞T细胞淋巴瘤是另一种侵袭性T细胞淋巴瘤。这是T细胞淋巴瘤中相对常见的类型之一，中老年男性发病率较高。常见临床表现有淋巴结肿大、B症状（发热、盗汗和消瘦）等。不少患者会出现皮疹和其他自身免疫性疾病的表现，例如关节痛和肿胀。外周血检查常见免疫球蛋白水平显著增高，但是并非单克隆增高。与其他T细胞淋巴瘤一样，部分患者体内可以查到EB病毒感染的证据。

本型淋巴瘤预后差异较大，常用联合化疗方案多可暂时有效，但是治愈可能性较小，多数患者最终难免复发。

78. 什么是间变性大细胞淋巴瘤（间变性淋巴瘤激酶阳性或者阴性）？

间变性大细胞淋巴瘤占所有淋巴瘤的2%～3%，占所有T细胞淋巴瘤的8%～10%。根据间变性淋巴瘤激酶染色结果，分为间变性淋巴瘤激酶阳性和阴性两大类，通常采用免疫组织化学染色的方法进行检测。间变性淋巴瘤激酶阳性多见于年轻人甚至儿童，50%～80%的患者间变性淋巴瘤激酶阳性。间变性淋巴瘤激酶蛋白质是系统性间变性大细胞淋巴瘤较为特异的标志，如果阳性，通常提示病变进展缓慢，治疗效果理想，预后良好。本型淋巴瘤以淋巴结肿大为主要表现，发热、盗汗、体重下降（B症状）也不少见。除了淋巴结外，肿瘤可以侵犯很多结外器官，尤其是间变性淋巴瘤激酶阴性患者。本型肿瘤细胞表面均可见CD30蛋白分子，可以通过流式细胞学或者免疫组织化学染色检测。CD30也是霍奇金淋巴瘤细胞表面常见的分子，两者鉴别可能有困难，病理诊断需要慎重。

79. 什么是外周T细胞淋巴瘤（非特殊类型）？

外周T细胞淋巴瘤（非特殊类型）是T细胞淋巴瘤中最常见的类型，多数患者发病年龄较大。通常这类淋巴瘤不仅侵犯淋巴结，肝脾和骨髓也是常见受侵犯的部位，淋巴瘤侵犯皮肤引起的皮疹也比较常见。本型多表现为侵袭性病程，进展迅速，治疗反应差。多数患者分期较晚，发热、盗汗、体重下降（B症状）常见，血清乳酸脱氢酶升高较为常见。

80. 淋巴瘤可以影响皮肤吗？

很多淋巴瘤都可以影响皮肤，最常见的类型包括蕈样霉菌病、Sézary 综合征、原发皮肤 CD30 阳性间变性大细胞淋巴瘤和淋巴瘤样丘疹病等。如果淋巴瘤仅仅侵犯皮肤，并未影响其他任何脏器，则称为原发性皮肤淋巴瘤。如果淋巴瘤先发生于其他器官脏器，然后蔓延波及皮肤，则称为继发性皮肤淋巴瘤。虽然很多淋巴瘤最终可以侵犯皮肤，但是继发性皮肤淋巴瘤比原发者少见的多。多数皮肤淋巴瘤来源于 T 细胞，少数为 B 细胞来源。

皮肤淋巴瘤临床表现多种多样，从病变范围来说，可以是单一部位发生的小片状红斑或者皮肤增厚，也可以从多处起病，最后逐步融合成大片，甚至全身受累。从病变影响皮肤的深度来说，早期病变可以是不突出皮面的红斑，后期逐渐隆起，直至形成巨大瘤块样病变。皮肤淋巴瘤的诊断，需要皮肤科或者外科医生选取合适的皮损部位进行活检，然后送至病理科进一步检查。一旦确诊，需要全面检查决定肿瘤分期，例如骨髓检查、全身 CT 或者 PET 等。

无论是皮肤 T 细胞还是 B 细胞淋巴瘤，诊断明确后，需要进一步按照 WHO 标准进行准确分型。不同分型淋巴瘤侵袭性不同，例如原发性皮肤 B 细胞淋巴瘤中，黏膜相关和滤泡中心等类型都是偏惰性淋巴瘤，而弥漫大 B 细胞淋巴瘤则属于侵袭性类型，其治疗可以完全不同。对于惰性局限性原发性皮肤淋巴瘤，通常选用局部治疗，例如手术和放疗，也可选用低强度免疫治疗，如干扰素、利妥昔单抗等。对于侵袭性淋巴瘤类型，则需要给予环磷酰胺+多柔比星+长春新碱+泼尼松（CHOP 方案）等联合化疗甚至自体干细胞移植。

81. 蕈样霉菌病是淋巴瘤还是霉菌感染？

蕈样霉菌病又称为蕈样肉芽肿，曾被认为是霉菌感染引起的皮肤真菌病，目前证实是一种原发于皮肤的T细胞淋巴瘤。晚期可以侵犯淋巴结和骨髓，如果侵犯骨髓和外周血的肿瘤细胞数目明显增加，达到$1\times10^9/L$以上时，就被称为Sézary综合征。本型通常发生在老年人，美国黑人是好发人群，亚洲人群中发病率较低。皮疹一般都伴有瘙痒，阳光照射不到的部位更容易出现病变，例如躯干、臀部、大腿或者上肢。从早期到晚期，病变分为三个阶段，即红斑期、斑块期和肿瘤期。一个患者身上，不同部位皮肤可以同时表现出不同分期的病变。本型个体间预后差异较大，少数患者仅有局限性红斑或者斑块，可以长期保持病情稳定而不进展。也有部分患者预后不良，进展迅速，这类患者通常有一些征兆，例如，疾病已经进展到肿瘤期、病变范围广泛、淋巴结侵犯、内脏器官侵犯，或者外周血循环中发现肿瘤细胞（即Sézary综合征）。本型早期表现容易与其他皮炎和湿疹混淆，从而使诊断延误，甚至皮肤活检都可能无法确诊。进展至肿瘤期时，受累皮肤可能出现破溃，并有可能继发感染。皮肤病变最终可以累及全身，包括手掌和足底，严重时甚至影响患者行走。晚期患者可能出现淋巴结肿大，但是，此时淋巴结肿大不一定都是肿瘤细胞侵犯的结果，有的时候，局部皮肤病变以及相应的感染也可能导致局部淋巴结肿大。

82. 蕈样霉菌病的最终结局是Sézary综合征吗？

蕈样霉菌病晚期，肿瘤细胞可以侵犯骨髓和外周血，达到一定程度后就被称为Sézary综合征。实际上，Sézary综合征可以从蕈样霉菌病逐渐进展而来，也可以完全没有蕈样霉菌病历史而直接发生。显微镜下，肿瘤细胞外形与脑回相似，因此被称为“脑回形细胞”。Sézary综合征治疗困难，常规治疗不能根治，光疗、维A酸、干扰素、蒽环抗肿瘤药物和吉西他滨等都是常用药物，新药硼替佐米（万珂）也有一定疗效，难治和复发患者可以选择抗CD52单抗等新药治疗，或者异基因干细胞移植。

83. 什么是原发性皮肤CD30阳性间变性大细胞淋巴瘤？

原发性皮肤CD30阳性间变性大细胞淋巴瘤相对少见，肿瘤细胞表面具有CD30蛋白质分子，因此而命名。本型通常从皮肤起病，偶尔会侵犯淋巴结或内脏。皮肤表现为结节样，腿部受累常见，可以单发，病灶可以迅速增大，有时候也有可能自发缓解和定期复发。病灶偶尔伴有出血和继发感染。诊断依然需要皮肤活组织病理证实，显微镜下，本型需要与另外一种被称为淋巴瘤样丘疹病的良性病鉴别，后者通常被看做良性病变，但是部分患者可以转化为淋巴瘤。

治疗方面，放疗对局部早期病变有效，病变广泛时需要化疗，但可能无法根治。干扰素也可能有一定效果，近年来正在进行临床研究的抗CD30单克隆抗体也可能有效。本型还可以选择多种治疗，包括外用糖皮质激素、外用他克莫司（一种免疫抑制剂，常用于器官移植）、光疗、外用维A酸、皮肤抗肿瘤药物、干扰素和放疗等。近年正在进行临床研究的多种新药也有一定疗效，例如蓓萨罗丁（bexaro-

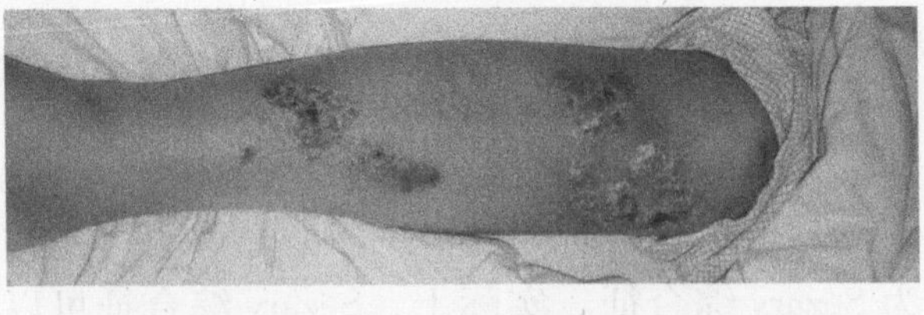

下肢原发性皮肤CD30阳性间变性大细胞淋巴瘤

tene、Targretin）、伏立诺他（Vorinostat、Zolinza）、和 Denileukin diftitox（Ontak）。

84. 器官移植后为什么容易发生移植后淋巴增殖性疾病？

实体器官移植和造血干细胞移植的患者中，淋巴瘤发病率也显著增高，这种类型的淋巴瘤被称为移植后淋巴增殖性疾病（PTLD）。移植后淋巴增殖性疾病更容易发生在实体器官移植后，而造血干细胞移植后的发生率略低。造血干细胞移植患者中，采用抗胸腺细胞球蛋白（ATG）预处理的患者移植后淋巴增殖性疾病发生率更高。移植后淋巴增殖性疾病是一类疾病的总称，其中包含类似传染性单核细胞增多症的偏良性类型，也包含极具侵袭性的淋巴瘤类型，这种类型的淋巴瘤可以不侵犯淋巴结，而仅仅累及被移植的器官或其他结外器官。

多数移植后淋巴增殖性疾病起源于 B 细胞，目前认为与 EB 病毒感染相关，病毒可能直接刺激 B 细胞增殖并使之恶变。EB 病毒感染则主要是移植患者长期服用免疫抑制剂的结果，免疫抑制剂原本是用来避免移植器官排斥和移植物抗宿主病的，但这些药物同时会抑制患者免疫能力，从而使 EB 病毒乘虚而入，引起病毒首次感染，或者再次激活原先潜伏的病毒。实际上，大多数健康成人都曾经感染过 EB 病毒，初次感染 EB 病毒时，通常出现“传染性单核细胞增多症”表现，例如发热、剧烈咽痛、淋巴结肿大、皮疹、脾大等。待病情缓解后，EB 病毒并不能被完全清除，只是潜伏在人体内。如果人体免疫力正常，这些潜伏的病毒并不导致发病，如果免疫力受到抑制，潜伏的 EB 病毒可能激活，从而引起各种临床表现，其中部分患者最终发展成移植后淋巴增殖性疾病。总体上，移植后淋巴增殖性疾病并非移植后常见疾病，其发病率在肾移植患者中大约 1%，心肺移植患者中可高达 6%左右。造血干细胞移植患者中，如果采用抗胸腺细胞球蛋白（ATG）等去除T细胞的移植方式，将会显著地抑制患者免疫力，从而导致移植后淋巴增殖性疾病发生率增高。

由于发病机制不同，移植后淋巴增殖性疾病治疗方式与其他淋巴瘤显著不同。首先应该降低免疫抑制剂剂量，有条件甚至可以停药，对肾移植和造血干细胞移植患者而言，很容易采用这种方法；但是对于重要器官的移植患者，例如心肺移植，降低免疫抑制剂的剂量是不可能的。部分患者通过调整免疫抑制剂可以获得理想疗效，如果效果不佳，可以采用联合化疗，利妥昔单抗可以杀伤EB病毒感染后的B细胞，因此对移植后淋巴增殖性疾病也有显著疗效。临床试验中，杀伤EB病毒的细胞毒性T细胞输注治疗也会有效，将从供者身上采集的淋巴细胞输注给移植患者（淋巴细胞输注，DLI）也可以有效治疗移植后淋巴增殖性疾病。

85. 艾滋病患者容易出现哪种淋巴瘤？

人类免疫缺陷病毒感染患者中，多种类型的淋巴瘤发生率显著增高，而且，一些极为罕见的淋巴瘤类型，在人类免疫缺陷病毒感染患者中也不少见，例如原发渗出性淋巴瘤，这是一种几乎仅见于人类免疫缺陷病毒感染患者的淋巴瘤类型，肿瘤通常不侵犯淋巴结和实质器官，而以胸腔和腹腔积液为主要表现，因此诊断较为困难。人类免疫缺陷病毒感染后期，由于机体免疫力极度低下，可以合并多种病毒感染，例如EB病毒和卡波西肉瘤病毒（又称为人类8型疱疹病毒，HHV-8），这些病毒与淋巴瘤密切相关。伯基特淋巴瘤与弥漫大B细胞淋巴瘤是人类免疫缺陷病毒相关淋巴瘤中最常见的类型，霍奇金淋巴瘤发生率也显著增高。

近年来人类免疫缺陷病毒感染的治疗有了较大进展，各种抗病毒药物层出不穷，相应的，人类免疫缺陷病毒相关淋巴瘤治疗效果也有了较大改善。由于担心化疗会进一步增加人类免疫缺陷病毒患者感染的风险，以往人类免疫缺陷病毒相关淋巴瘤化疗时，所用药物剂量偏低，疗效较差。然而，目前的研究发现，人类免疫缺陷病毒患者其实可以承受足量的联合化疗，而且，利妥昔单抗这样的单克隆抗体也可以安全有效地使用。以往曾经顾虑利妥昔单抗会进一步降低人类免疫缺陷病毒患者的免疫力，可能会增加各种感染的风险，然而，研究发现，与利妥昔单抗治疗人类免疫缺陷病毒相关淋巴瘤获得的效果相比，其实没有必要过分担心轻微增加的感染风险。不仅如此，更加强烈的治疗，例如高强度化疗后自体造血干细胞移植，也可以成功用来治疗人类免疫缺陷病毒相关淋巴瘤。在上述治疗之外，积极高效地治疗人类免疫缺陷病毒感染也是非常重要的措施，但是，抗病毒药物和化疗药物共同的不良反应会加重，例如骨髓抑制可能会比较明显，因此需要更加密切地监测。

86. 霍奇金淋巴瘤有哪些不同类型？

根据显微镜下表现的不同，霍奇金淋巴瘤曾经分为四种不同类型，即淋巴细胞为主型、结节硬化型、混合细胞型、淋巴细胞消减型，WHO 分型（2000 年版）增加了一种特殊类型，即“结节性淋巴细胞为主型”，而将原先的四种类型归为“经典型”。霍奇金淋巴瘤病理表现与非霍奇金淋巴瘤不同，病变的淋巴结中，大多数是对肿瘤本身产生反应的正常炎症细胞，还有一些纤维条索组织，真正的肿瘤细胞极少，病变组织中这些细胞成分的组成比例就是区别不同病理类型的主要依据。

结节硬化型是最常见的霍奇金淋巴瘤类型，占所有患者的 75%左右。女性常见，病变经常侵犯纵隔淋巴结。颈部淋巴结也常常受影响。显微镜下可以看到淋巴细胞和背景细胞周围存在大量纤维组织，这也是本型命名为“硬化”的原因。多数患者诊断的时候都已界Ⅱ期，也就是至少两个淋巴结区域被侵犯。

淋巴细胞为主型患者男性比女性常见，部分该型细胞表面可能有CD20蛋白质分子，所以，抗CD20单克隆抗体（利妥昔单抗）有一定效果，但这种治疗目前仅仅是试验性的。本型进展缓慢，具有类似于惰性非霍奇金淋巴瘤的特点。

淋巴细胞消减型，患者年纪偏大，进展迅速，预后不良。

混合细胞型通常在男性发病，病情进展较快，骨髓侵犯和发热、盗汗、体重下降（B症状）常见。病理特点介于淋巴细胞为主和淋巴细胞消减型之间。

87. 什么是灰区淋巴瘤？

灰区淋巴瘤在临床上较为罕见，是一种特殊的淋巴瘤，指临床及生物学行为上介于两种淋巴瘤之间的类型，经典意义上的灰区淋巴瘤，主要指介于霍奇金淋巴瘤与弥漫大B细胞淋巴瘤之间的类型，目前将兼具弥漫大B细胞淋巴瘤和伯基特淋巴瘤特点的特殊类型也作为灰区淋巴瘤的一种。诊断依赖于病理学证据，但是不同的病理学家可能存在较大的分歧。治疗上，对于介于霍奇金与弥漫大B细胞的灰区淋巴瘤，通常按照弥漫大B细胞淋巴瘤治疗，而对于介于弥漫大B细胞和伯基特之间的灰区淋巴瘤，治疗尚无明确有效的方案，需要更多的临床研究。

88. 树突细胞肿瘤/组织细胞肿瘤与淋巴瘤类似吗？

组织细胞和树突细胞肿瘤非常少见，目前认为仅占淋巴结肿瘤的1%。它们来自于吞噬细胞和辅助树突细胞。在很长一段时间里，曾经有一些大细胞肿瘤被认为是组织细胞或者树突细胞来源的恶性肿瘤，这类疾病的诊断名称也很混乱，如组织细胞髓网织细胞增生症、恶性组织细胞增生症和组织细胞淋巴瘤/肉瘤等。随着医学的进步，尤其是免疫和分子生物学技术应用于组织病理学后，这些被认为来自组织细胞的肿瘤被发现大多数由T或B细胞分化而来，实际上应该归为间变性大细胞淋巴瘤，或者外周T细胞淋巴瘤伴噬血细胞增生症等。目前，只有少数病例被证实确实来源于组织细胞和树突细胞，WHO（2000版）对这类肿瘤进行了重新分类和定义，将其分为以下几大类：

（1）组织细胞肉瘤。

（2）朗格汉斯细胞肿瘤。

1）朗格汉斯细胞组织细胞增生症（LCH）。

2）朗格汉斯细胞肉瘤。

（3）交错树突细胞肉瘤/肿瘤。

（4）滤泡树突细胞肉瘤/肿瘤。

（5）其他少见的树突细胞肿瘤。

（6）播散性幼年型黄色肉芽肿病。

组织细胞和树突细胞肿瘤的预后具有明显的个体差异，绝大多数病情进展缓慢，不至于危及生命，但是治疗效果较差，迁延不愈；少数患者属于高侵袭性肿瘤，病变进展迅速，可以很快导致患者死亡。治疗需要根据侵袭性的不同进行分层治疗，进展缓慢者选择单药低强度治疗，高侵袭性患者需要强烈化疗，甚至干细胞移植等试验性治疗。

89. 噬血细胞综合征是淋巴瘤的极端表现吗？

噬血细胞综合征（HPS）又称为噬血细胞性淋巴组织细胞增生症（HLH）、噬血细胞性网状细胞增生症，是一种多器官、多系统受影响的巨噬细胞增生性疾病综合征。疾病通常急剧加重，可以出现多种免疫功能紊乱的症状，主要表现为高热和肝脾肿大等。实验室检查方面，铁蛋白和乳酸脱氢酶等血清指标显著升高，全血细胞减少，凝血指标明显异常。

从病因来说，本综合征分为两大类，一类为原发性或遗传性，另一类为继发性，后者可由感染及肿瘤等多种病因所致，其中，多种淋巴瘤可以诱发噬血细胞综合征。自身免疫病也可以诱发噬血细胞综合征，这种情况通常被称为巨噬细胞活化综合征。原发与继发性噬血细胞综合征的发病机制不同，前者主要与穿孔素缺乏有关，穿孔素可以杀伤过度增生的免疫细胞，从而保持免疫应答的自限性，一旦相关基因突变，将导致穿孔素无法生成或产量减少，机体可能会出现免疫应答失控的现象，最终导致噬血细胞综合征发生。继发性噬血细胞综合征的具体发生机制尚不清楚，推测起来，可能是体内某种因素启动了免疫系统活化机制，从而引起的一种反应性综合征。

遗传性噬血细胞综合征通常在2岁以内的儿童中发生，男女发病大致相等，西方一些国家的研究发现，本病的年发病率约为0.12/10万，是一种较为罕见的疾病。与此相反，继发性噬血细胞综合征远比原发性多见，在各个年龄段均可发生。原发性噬血细胞综合征来势凶险，即使采用目前最好的治疗，最终死亡率高达45%左右，其余多数患者需要异体移植才能治愈。继发性噬血细胞综合征则预后差异较大，治疗最终是否有效，关键看原发病因，T细胞淋巴瘤继发者预后极差，治疗困难，通常需要异体移植才能获得治愈。

90. 什么是 Castleman 病？

Castleman 病最早是 Rywlin 等人提出，描述一种以淋巴组织增生为特征的淋巴结增生性疾病，本型疾病比较少见，目前认为是一种原因不明的反应性淋巴结病。1956 年 Castleman 报道了 13 例该类患者，由此该病被命名为 Castleman 病（Castleman disease，CD）。该病还有很多其他名称，包括巨大淋巴结增生、淋巴结错构瘤、良性巨淋巴结、血管滤泡淋巴样增生、淋巴组织肿瘤样增生等名称。根据病理学特点，可以将本病分为 3 种类型：透明血管型（HV）、浆细胞型（PC）和混合型（MIX）。根据淋巴结累及范围，可以分为局限型（LCD）和多中心型（MCD），病理类型和临床分型间有一定联系。局限型仅累及一个淋巴结区域，患者通常无症状，外科手术可以治愈，大约 90%的局限型患者病理类型为透明血管型。相反，多中心型累及一个以上淋巴结区域，患者多为老年，一般为浆细胞型或者混合型，多伴随慢性炎症或者自身免疫异常等全身症状。治疗应该以联合化疗为主，包括环磷酰胺+多柔比星+长春新碱+泼尼松（CHOP 方案）等淋巴瘤方案，难治患者可以考虑利妥昔单抗（美罗华）等免疫治疗，新药也可试用，包括来那度胺、白介素 6 受体抗体（tocilizumab）等。

91. 什么是 Rosai Dorfman 病？

Rosai Dorfman 病（RDD）也称窦组织细胞增生伴巨大淋巴结病，是一种十分少见的淋巴结或结外反应性病变。病变以淋巴结侵犯为主，表现为淋巴结无痛性显著增大，也可影响任何器官系统。淋巴结病变以儿童和青少年多见，男性多见；软组织病变则多见于中老年女性患者。近一半的淋巴结窦组织细胞增生伴巨大淋巴结病伴随有软组织病变，而软组织窦组织细胞增生伴巨大淋巴结病很少同时伴有淋巴结病变。治疗主要采取手术切除，但术后常复发。对于一些难治和严重的病例，可辅以放疗、化疗或者沙利度胺等免疫治疗。

三

淋巴瘤的分期和治疗

了解各种淋巴瘤的不同分期系统，介绍淋巴瘤的各种治疗方法。

92. 诊断淋巴瘤后，患者应该做什么？

获知确诊淋巴瘤后，多数患者心理上会经历不同的阶段，最初可能拒绝接受现实，然后可能感觉愤怒和抑郁，最终才会充分理解并接受现实。至于情绪波动的严重程度和持续时间，每个患者各不相同。虽然患者通常从外科或者病理医生处获得病理诊断结果，但是，关于治疗和预后的相关信息，通常情况下不由外科医生负责，患者应该尽快咨询血液或者肿瘤科医生。初次就诊时，建议患者最好有家人或者朋友陪伴。为了准确分期和决定治疗方案，医生会仔细询问病史，很多症状与分期和具体治疗有关，因此患者应该知无不言。同时，医生也会进行仔细的体格检查，尤其是全身淋巴结、肝脾大小等情况。此外，为了明确分期和预后分层，全面的辅助检查也是必需的，包括血液生化、影像学和骨髓检查等。通常情况下，只有等所有检查完成，分期和预后分层结果最终确定后，才能讨论最终的治疗方案。不过，特殊情况下，如果病情危及生命，例如巨大肿块压迫呼吸道时，治疗可能需要与全面检查同步进行，以免因拖延时间而危及生命。

93. 淋巴瘤诊断会有错误吗？

一般而言，如果活检组织取材理想，淋巴瘤的诊断不太容易出错。但是，某些特殊情况可能会使诊断难以确定，例如，病理组织取材不够、挤压严重或者表现不典型。如果病理学上淋巴瘤确诊和分型困难，或者临床表现不完全符合病理结果，可以将组织切片送到不同的病理中心进行会诊。多数医生其实不会忌讳患者提出的病理会诊要求，因此，患者不必担心所提出的会诊请求会被拒绝，而且，从法律上看，患者有权将自己的病理组织标本送到不同的医院会诊。但是，对于典型病例，如果患者过分纠结诊断，拒绝承认病情，这也是不可取的，很多侵袭性淋巴瘤进展迅速，治疗不宜拖延，盲目地多方会诊有可能延误最佳治疗时机。

必须承认，关于淋巴瘤的诊断和治疗，不同医生可能有不同的结论，但这些意见和结论的区别仅仅是因为看待问题的角度不同。从专业角度看，不同的意见和结论可能都是正确的，但是，这种情况会给患者带来混乱和错误的认识。一些患者甚至为此寻求第三方意见，结果导致治疗方案选择上的混乱和拖延。实际上，由于淋巴瘤诊治越来越规范化，如果在权威医院就诊，只要遵循基本原则，一旦诊断明确，应该尽可能与首诊医生深入沟通，通常无需寻求过多意见，以免无所适从。

94. 除了病理结果，治疗前还需要其他信息吗？

如前所述，一旦淋巴瘤诊断明确，患者需要进行很多必要的检查，这些检查主要解决下列问题。首先，决定淋巴瘤的分期，主要是了解淋巴瘤侵犯的范围，例如颈胸腹盆腔 CT 检查、全身 PET 扫描、骨髓活检和涂片、必要时消化道影像学检查等。其次，检查有助于判断预后，也就是预测患者结局，例如乳酸脱氢酶、骨髓荧光原位杂交（FISH）检查等。对于惰性淋巴瘤，常用的预后判断指标是滤泡性淋巴瘤国际预后指数，而对于侵袭性淋巴瘤，一般采用国际预后指数判断预后。对于套细胞淋巴瘤，目前倾向采用德国一个研究组的预后指数系统。

除了了解分期和预后分层，全身基本状况也是决定治疗和预后非常重要的因素，有助于了解患者对后续治疗的耐受性。各个重要脏器功能的评价也非常重要，因为化疗药物具有不同的脏器毒性，因此需要根据脏器功能选择合适的药物。例如，心电图和超声心动图可以较好地评价心脏功能，肺功能和血气检查可以评价肺功能，血清肌酐水平可以评价肾功能，转氨酶和胆红素等指标用于评价肝脏功能。所有这些信息都应该在治疗开始前完成，然后才可以制订合理的治疗计划。

95. 什么是美国东部肿瘤协作组体能状态评分？

美国东部肿瘤协作组（ECOG）体能状态评分（Zubrod-ECOG-WHO，ZPS，5分法）是评估肿瘤患者一般状况的重要指标，可以帮助预判患者预后，也可以估计患者对各种治疗的耐受程度，是多种预后评价体系中的重要参数。

美国东部肿瘤协作组体能状态评分表

0	活动能力完全正常，与起病前活动能力无任何差异
1	能自由走动及从事轻体力活动，包括一般家务或办公室工作，但不能从事较重的体力活动
2	能自由走动及生活自理，但已丧失工作能力，日间不少于一半时间可以起床活动
3	生活仅能部分自理，日间一半以上时间卧床或坐轮椅
4	卧床不起，生活不能自理
5	死亡

96. 什么是国际预后指数？

国际预后指数（IPI）是通过统计学方法预测淋巴瘤治疗效果的一种方法，最初是在中等侵袭性淋巴瘤研究中引入的评价手段，尤其是弥漫大B细胞淋巴瘤，后来则逐渐推广，可用于其他类型淋巴瘤。国际预后指数最早从1993年被提出，用于评估非霍奇金淋巴瘤预后，在大型国际性研究中，大量非霍奇金淋巴瘤患者的临床信息被记录，通过统计学方法，计算这些因素与患者最终治疗效果和生存情况之间的关系，最终获得5项最有关系的临床因素，将这些因素进行不同组合，根据不同积分将患者分为预后良好、中等和不良等不同的预后分组。

国际预后指数

因素	不良指标
年龄	>60岁
体能状态（ECOG）	≥2
乳酸脱氢酶（LDH）	>正常上限
结外病灶	≥2
分期	Ⅲ~Ⅳ

危险分组	预后因子数	5年无病生存率（%）	5年总生存率（%）
低危	0~1	70	73
低中危	2	50	51
高中危	3	49	43
高危	4~5	40	26

年龄调整的国际预后指数（≤60岁）

因素	不良指标
体能状态（ECOG）	≥2
乳酸脱氢酶（LDH）	>正常上限
分期	Ⅲ~Ⅳ
危险分组	预后因子数
低危	0
低中危	1
高中危	2
高危	3

国际预后指数由5项因素组成，很容易理解这些因素与患者预后的相关性。第一，老年患者的预后比年轻者差，所以，超过60岁的患者获得1分。第二，体质不好的患者预后较差，因此，ECOG评分超过2者也获得1分，ECOG是美国东部肿瘤协作组（The Eastern Co-operative Oncology Group）制订的患者一般状况的评价体系。第三，血乳酸脱氢酶水平代表淋巴瘤细胞的负荷和生长速度，与患者治疗效果和生存显著相关，因此，如果乳酸脱氢酶水平超过正常值，在国际预后指数体系中又可以获得1分。第四，淋巴结之外器官组织被侵犯的数目多少，通常反映患者病情的早晚和严重性，所以，超过2个的结外病灶也获得1分。第五，分期与预后息息相关，Ⅲ期以上病变再加1分。按照最终分值，可以将患者分为4个预后组，分值越高，预后越差，生存率越低。

如果患者年龄低于60岁，是否存在结外病变并不能影响患者预后，因此，对于年龄低于60岁的患者，国际预后指数积分系统根据年龄进行了修改，去掉了年龄和结外病灶2个因素，仅保留分期、乳酸脱氢酶和体能状态评分等3个因素，即所谓年龄调整的国际预后指数。

因为有5个预后因素，每个患者的分值从0~5可以有6种可能，绝大多数患者分值均在3以下。这个评分系统使医生可以预测患者对治疗的反应和预后，评分越低，疗效和预后越好。但是，并不是说高分患者预后一定不好，因为国际预后指数评分系统仅仅是统计学分析的结果，并不能准确预测每一个患者的实际情况。

除了对患者的治疗具有指导意义，国际预后指数积分系统也可以保障临床研究结果的科学合理性。目前关于淋巴瘤治疗的临床研究层出不穷，这些研究经常需要比较2种不同治疗方案之间疗效的差异，在这样的研究中，需要确保所比较的2组患者之间具有可比性，也就是说，具有相似的国际预后指数评分才可以保障这种可比性。在国际预后指数积分相似的2组患者之间进行比较，一旦2种治疗效果存在差异，才能认为这种差异确实来自于治疗本身，而不是治疗对象之间存在的差异。

国际预后指数积分系统的提出时间较早，当时还没有广泛使用利妥昔单抗的研究结果，因此，当治疗方案中加上利妥昔单抗时，国际预后指数不一定能够准确预测疗效和预后，学术界已经提出一些新的预后评价体系，但是还需要更多研究数据，才能证实这些体系是否适用于利妥昔单抗时代。

97. 什么是滤泡性淋巴瘤国际预后指数（FLIPI）?

国际预后指数适用于评估侵袭性淋巴瘤的预后，研究发现，国际预后指数在滤泡性淋巴瘤这样的惰性淋巴瘤中并不适用，因此，需要研究用于评估滤泡性淋巴瘤预后的专用评价体系，目前已被广泛接受的是滤泡淋巴瘤国际预后指数。与国际预后指数一样，滤泡性淋巴瘤国际预后指数也来源于大宗病例的统计学分析结果，可以将不同预后的滤泡性淋巴瘤患者准确地分开，有助于决定患者是否需要化学治疗，以及采用何种方案治疗。

与国际预后指数一样，滤泡性淋巴瘤国际预后指数也是由5个不同预后因素组成的，这些因素都与滤泡性淋巴瘤预后密切相关。具体因素如下：超过4个淋巴结区域；乳酸脱氢酶水平升高；年龄超过60岁；Ⅲ~Ⅳ期病变；贫血，血红蛋白低于120克/升（g/L）。计分和危险分组也与国际预后指数一样，0~1分考虑为低危，而3~5分则为高危。

98. 霍奇金淋巴瘤有预后指数吗？

与用于评估非霍奇金淋巴瘤预后的国际预后指数一样，霍奇金淋巴瘤也有判断预后的相应指标。研究证实，性别、年龄、B症状（发热、盗汗、体重下降）、血沉、临床分期、病灶体积、被侵犯的淋巴结区域数目以及病理类型是影响预后的重要因素，学术界将这些指标进行不同的组合，用于评估疗效和预后。1998年，有学者将这些指标组合，成为一种被称为国际预后评分的评分体系，用于评估霍奇金淋巴瘤的预后。国际预后评分中包含7个因素，每个因素的不良指标算1分，分值越高，预后越差。

国际预后评分

因素	不良指标
血白蛋白	<40g/L
血红蛋白	<105g/L
性别	男性
年龄	≥45岁
分期	≥Ⅳ期
白细胞数	≥15×10^9/L
淋巴细胞数	<8%和（或）<0.6×10^9/L

99. 所有淋巴瘤的治疗方法都一样吗?

由于淋巴瘤分型众多，因此治疗各不相同。惰性与侵袭性淋巴瘤的治疗目的存在较大差异，惰性淋巴瘤以控制病情、改善症状为目的，而侵袭性淋巴瘤以治愈为目标，治疗方案和强度更为不同。早期惰性淋巴瘤往往只需要非常低强度的治疗，甚至于完全不需要治疗，而仅仅是定期观察。中等侵袭性淋巴瘤，例如弥漫大 B 细胞淋巴瘤，则需要中等强度联合化疗。高侵袭性淋巴瘤的治疗强度需要进一步加强，例如淋巴母细胞淋巴瘤和伯基特淋巴瘤，这类淋巴瘤如果采用弥漫大 B 细胞淋巴瘤的治疗方案，疗效和预后会显著降低。

100. 单纯手术切除就可以治疗淋巴瘤吗?

绝大多数淋巴瘤属于全身性疾病，早期患者，即使仅发现单一病灶，单纯手术切除也是远远不够的，如果不进行后续的全身治疗，绝大多数患者最终会在原发病灶之外的区域复发。因此，对于绝大多数淋巴瘤而言，手术通常不作为治疗手段，而仅仅作为获取病理组织的诊断手段。手术也可以作为全身治疗后并发症的处理措施，例如消化道淋巴瘤，如果化疗后出现大出血、穿孔或者梗阻等并发症，可以及时进行手术治疗。

极少数淋巴瘤属于偏惰性肿瘤，单纯手术可能获得较好疗效，例如胃黏膜相关淋巴瘤和脾边缘区淋巴瘤，但是，随着全身治疗手段的进步，疗效和安全性较好的药物层出不穷，做手术治疗淋巴瘤的情况越来越少。例如利妥昔单抗（美罗华）出现后，脾边缘区淋巴瘤已经很少采用手术治疗。

101. 什么是综合治疗?

广义而言，现代医学治疗已经不局限于针对疾病本身的治疗，而是从社会-心理-生理的医学模式出发，从各个方面对具体的单个患者进行综合治疗。针对淋巴瘤这样的肿瘤患者，需要长期坚持治疗，因此，除了针对疾病本身的合理治疗外，心理、社会层面的合理治疗安排也非常重要，患者树立战胜肿瘤的信心，获得来自家庭和社会的支持，将对淋巴瘤的治疗产生极大的好处。

狭义而言，与多数实体肿瘤以手术为主的治疗不一样，淋巴瘤需要多种具体手段的综合协同。多数情况下，手术是获得确诊的手段，细胞毒化疗是传统有效的主要治疗手段，放疗则是针对化疗后残留病灶的补救治疗。随着对肿瘤研究的深入，针对淋巴瘤细胞表面不同分子进行免疫治疗的手段也越来越多，典型例子就是针对 CD20 分子的利妥昔单抗，这些免疫治疗通常也联合其他手段进行综合治疗。近年来，对于肿瘤发病机制的认识越来越清楚，由此研制的很多分子靶向药物在淋巴瘤治疗中获得成功，例如针对 Ph 染色体阳性的淋巴母细胞淋巴瘤，伊马替尼一类药物联合化疗获得显著疗效；最新的 Ibrutinib 则在多种 B 细胞淋巴瘤中取得了令人耳目一新的效果。由此可见，针对淋巴瘤的治疗手段越来越多，合理选择、适当联合、有序规划这些措施进行综合治疗，将使患者的预后获得极大改观。

102. 淋巴瘤治疗有哪些方法?

与实体瘤治疗不一样，手术并不是淋巴瘤治疗的主要手段，仅在特殊情况下，例如早期黏膜相关淋巴瘤，手术可以作为有效的独立治疗手段。化疗、放疗和生物免疫治疗是目前淋巴瘤治疗的主要手段，部分早期惰性淋巴瘤患者可以考虑定期观察，而不采取针对性治疗。

将免疫和放射治疗结合在一起的免疫放射治疗也是治疗方案之一，也就是说，在单克隆抗体的基础上，绑上具有杀伤肿瘤细胞作用的放射性同位素，从而达到靶向性放射治疗的目的，这种方法可以显著增强对肿瘤细胞的治疗效果，同时尽可能避免对正常细胞的杀伤。

随着对淋巴瘤发病机制的深入认识，多种靶向药物成功用于淋巴瘤治疗，这些靶向治疗都可以针对特定类型的淋巴瘤，因此，不同的靶向治疗用于不同的淋巴瘤类型，对细胞表面 CD20 分子阳性的淋巴瘤，例如弥漫大 B 细胞淋巴瘤，抗 CD20 单克隆抗体（利妥昔单抗）可以明显增加疗效；对于肿瘤细胞表面 CD30 阳性的淋巴瘤类型，例如霍奇金淋巴瘤和间变性大细胞淋巴瘤，抗 CD30 单克隆抗体也有较好疗效。

除了单克隆抗体治疗外，其他分子靶向治疗也已经逐渐成为重要的治疗手段，而且，部分治疗效果已经远超常规治疗。例如，在 BCR-ABL 融合基因阳性的淋巴母细胞淋巴瘤治疗中，酪氨酸激酶抑制剂（如伊马替尼、达沙替尼等）已经占据极为重要的地位。另一种充满希望的靶向药物是 Ibrutinib，这是一种选择性布鲁顿酪氨酸激酶（BTK）抑制剂，该酶是保持 B 细胞生存的重要介质，可以指挥 B 淋巴肿瘤细胞进入淋巴组织，使其能够接触必要的微环境而得以生存，因此，通过药物抑制该酶活性，就可以显著抑制和杀伤淋巴瘤细胞。由于疗效卓越，美国食品药品管理局（FDA）已经批准该药用于治疗两种 B 细胞淋巴瘤，即套细胞淋巴瘤和淋巴浆细胞淋巴瘤，其疗效是突破性的。越来越多的这类特殊的分子学现象被研究发现，相应的针对性靶向治疗也会层出不穷。

由于每一种治疗方法针对的角度不同，因此，如果多种治疗方案协同，可能获得优于单一方案的效果。例如，伴有巨大肿块的侵袭性淋巴瘤，在联合化疗后，通常都需要对局部病灶做补充放疗。对大多数 B 细胞淋巴瘤，联合化疗的基础上，增加利妥昔单抗这样的生物免疫治疗也会获得更好的效果。

103. 惰性淋巴瘤治疗原则是什么？

惰性淋巴瘤的治疗有其特殊之处，诊断和分期确定后，患者和医生应该讨论进一步治疗措施，其中的一个治疗选择被称为“watch and wait”，大概的意思就是“等等看”。其他治疗手段，从轻微到强烈，可以选择低剂量化疗、中等剂量静脉化疗、单克隆抗体等全新治疗和移植治疗等。如何选择这些治疗手段，需要参考每一个患者的具体情况，根据以往接受过何种治疗、相应的疗效如何等因素综合决定。最终决定治疗选择时，患者的意愿是最重要的因素。不过，只有患者与医生之间充分进行交流沟通，才能使患者深入了解每一种治疗选择的优点和缺点，才能做出最合适的治疗选择。

“等等看”的策略已经提出很多年，并被沿用至今，主要用在无任何症状且进展缓慢的惰性淋巴瘤，一直等到出现症状或者疾病进展的时候，再使用有效的治疗措施控制病情，减缓进展速度。“等等看”策略是综合考虑各方面利弊之后的合理选择，一方面，过早治疗不能治愈惰性淋巴瘤，也不能延长惰性淋巴瘤患者的生存期；另一方面，几乎所有的治疗都会带来不同程度的不良反应，因此，过早进行治疗，并不能给患者带来任何益处，相反会出现治疗引起的多种不良反应。所以，可以将这些仅仅可以控制症状而不能延长寿命的治疗措施保留下来，直到出现症状或者疾病进展后才进行治疗，这是权衡治疗利弊之后的合理选择。此外，对于化疗药物而言，第一次使用时疗效最佳，再次使用同样的药物时，总是难免出现不同程度的耐药性，从而降低药物疗效，因此，将有效药物保留到需要的时候再用，也是一种合理的治疗策略。当然，并不是每一个患者都能接受这种策略，而且，有一些医生会认为这种妥协策略不可取。因此，决定治疗策略的时候，患者应该与医生充分交流，获得全面而丰富的信息，按照自己意愿，做出相对合理的决定。如果出现临床症状，或者淋巴结肿大引起各种并发症，可以随时开始有效的治疗。

如果采用“等等看”的策略，定期随诊非常重要，患者必须对预示疾病进展的各种临床表现保持警惕。定期检查血常规非常重要，血细胞计数如果下降，可能就是疾病进展的重要表现。通过这种策略，部分患者可以多年保持疾病稳定，但是绝大多数在数年内进展至需要治疗的地步。将来，如果出现新的治疗方案，可能延长患者寿命甚至根治病情时，“等等看”策略就不再适用。

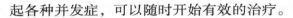

104. 常用治疗惰性淋巴瘤的药物和方案是什么？

如果患者病情进展到需要治疗的地步，化疗通常是首先需要考虑的治疗措施，近年来，单克隆抗体已经成为首选治疗中的重要部分。无论国外还是国内的治疗指南，首选治疗方案都不仅仅局限于一种，因此，根据患者的具体情况，选择合适的一线治疗非常重要，这需要医生与患者相互间充分地交流和沟通。首选治疗通常包括利妥昔单抗（美罗华）联合 CVP（R-CVP）或者 CHOP（R-CHOP），CVP 指的是环磷酰胺、长春新碱和泼尼松三药，CHOP 则是在上述三药的基础上增加多柔比星（阿霉素）。是否增加多柔比星这类药物，需要医生根据患者具体情况和不良反应预期来决定。

近年来，苯达莫司汀与利妥昔单抗联合（BR 方案）大有取代传统方案而成为惰性淋巴瘤首选治疗的趋势。苯达莫司汀其实是一种老药，20 世纪 60 年代由东德首先研发，在多种淋巴瘤类型中显示出极为卓越的疗效，尤其是慢性淋巴细胞白血病等惰性淋巴瘤、霍奇金淋巴瘤和多发性骨髓瘤等。由于冷战的阻隔，该药长期不为世界所知。德国统一后，经过欧美等国大量的临床研究发现，苯达莫司汀对多种淋巴瘤疗效确凿，因此有望成为这类疾病的治疗首选，目前该药已被美国食品药品管理局（FDA）批准上市，国内上市时间也不远了。苯达莫司汀除了疗效确凿之外，不良反应通常较轻，耐受性较好。

氟达拉滨曾经是治疗惰性淋巴瘤的重要药物，是多种惰性淋巴瘤患者的治疗首选。对于不适宜使用环磷酰胺+多柔比星+长春新碱+泼尼松（CHOP 方案）的患者，例如合并心脏病的患者，氟达拉滨也是合适的选择。氟达拉滨具有强烈的免疫抑制作用，因此，对于接受氟达拉滨治疗的患者，需要密切监测，避免各种感染的发生，例如水痘-带状疱疹病毒和各种真菌感染，必要时需要提前进行感染预防。此外，氟达拉滨对骨髓造血干细胞影响较大，用过本药的患者将很难再采集足够的外周血造血干细胞，因此可能使患者丧失自体移植的机会。此外，使用过氟达拉滨的患者中，发生继发性骨髓增生异常综合征（MDS）和急性白血病的风险增加，因此，使用氟达拉滨需要非常慎重。

单克隆抗体也是治疗惰性淋巴瘤的常用药物，除了常用的利妥昔单抗外，在普通单抗上绑定一个放射性同位素也是有效的治疗药物，例如托西莫单抗（tositumomab、Bexxar）和替伊莫单抗（ibritumomab tiuxetan、Zevalin)。这些都是具有放射性杀伤能力的单抗，可以通过单抗靶向性与特定的肿瘤细胞结合，在发挥单抗对肿瘤细胞杀伤的基础上，还额外增加了局部放射性杀伤能力，从而获得超越单抗的治疗效果，这种治疗的效果已被很多临床研究结果证实。由于同位素半衰期有限，这些药品需要现配现用，只能在有条件的医院作为临床研究使用，难以大范围推广。

分子靶向治疗也是非常有希望的措施，其中，布鲁顿酪氨酸激酶（BTK）抑制剂 Ibrutinib 的疗效尤其突出，近期已经被美国食品药品管理局（FDA）批准用于慢淋患者的治疗。这类药物目前正在抓紧时间完善临床研究，预计在不远的将来有望成为高效且安全的治疗选择。

基于肿瘤细胞表面特异性抗原分子的主动免疫治疗研究也已经获

得突破性进展，嵌合抗原受体修饰后的T细胞（CART）治疗就是其中一种。这种治疗的机制是，将肿瘤细胞表面的特征性分子与配体一起刺激患者T细胞，这种T细胞将具有识别和杀伤肿瘤特征性分子的能力，将其输入患者体内，可以引起持续且有效的免疫杀伤效果。关于这类治疗的临床研究目前方兴未艾，在不远的将来，同样有望为惰性淋巴瘤提供强有力的治疗手段。

自体造血干细胞移植也可以用来治疗惰性淋巴瘤，但是，这种治疗仅能使患者获得较长时间的缓解，并不能治愈本型淋巴瘤，对最终生存期影响不大，因此，不宜作为大多数患者的一线治疗。异基因移植则与此不同，除了大剂量化疗对肿瘤细胞的杀伤作用，还有“移植物抗肿瘤效应”（GVT），也就是供者淋巴细胞对受者体内的肿瘤细胞所具有的免疫攻击作用，因此，部分患者有可能通过异基因移植获得治愈。异基因移植风险较大，部分患者可在移植早期死于各种并发症，所以，同样不适用于大多数患者，仅可适用于年轻的难治复发患者。

放疗也是惰性淋巴瘤重要的治疗手段之一，尤其对早期病例疗效较好，Ⅰ、Ⅱ期局部淋巴结受累的患者可以考虑局部放疗，少数患者可以获得治愈，尤其是黏膜相关淋巴瘤患者，多数患者可以长时间控制病情，推迟进行其他治疗的时间。

105. 为什么惰性淋巴瘤的治疗方案总在不断变化？

在提出治疗建议之前，淋巴瘤专科医生通常需要获得惰性淋巴瘤的准确分型、分期和预后指标等信息，也需要获得重要脏器功能的评价信息，了解患者能否耐受放化疗。此外，从其他类似患者身上获得的治疗经验、各种文献指南提出的治疗建议、继续医学教育知识以及与其他医学同仁讨论所获得的信息，都会对医生选择最终治疗计划产生影响。由于医学的飞速进步，近年来，新的诊断和治疗手段层出不穷，有些甚至是颠覆传统的改变，以及里程碑式的进展，所以，一个合格的淋巴瘤专科医生，知识的更新非常重要，患者对医生的选择必须注意。在多数大型医学中心，淋巴瘤专科医生通常会一起开会，定期讨论新患者的诊断治疗问题，有时候，甚至于病理科、放射科医生也会参与这样的会议，多学科专家在一起共同讨论，有助于保证正确的诊断分型和治疗选择。

对惰性淋巴瘤患者而言，医生通常会提出不止一种治疗选择，需要患者自己决定治疗方案。这些治疗方法虽然表面上各不相同，实际上可能都是合理的选择，患者需要与主管医生深入沟通，了解每一种治疗的利弊，结合自己的实际情况，才能最终做出最合适的选择。

106. 如何治疗侵袭性淋巴瘤?

与惰性淋巴瘤不同，侵袭性淋巴瘤的治疗目的是治愈。一方面，通过强有力的治疗，多数患者有可能治愈；另一方面，一旦治疗失败，这类疾病通常进展迅速，患者会很快面临死亡，这类患者不可能获得与多数惰性淋巴瘤患者一样的带瘤生存状态。侵袭性淋巴瘤中，弥漫大B细胞淋巴瘤是最常见的类型。套细胞淋巴瘤虽然也被归为侵袭性淋巴瘤，但治疗与其他类型相比有所不同，常规治疗不能获得治愈。

侵袭性淋巴瘤进展迅速，诊断后需要尽快开始治疗，不宜拖延，因此需要尽快决定治疗方案。多数患者有希望治愈，因此应该保证足够的治疗强度，争取在第一轮治疗中彻底打垮淋巴瘤，以免被肿瘤反噬。环磷酰胺+多柔比星+长春新碱+泼尼松（CHOP方案）是中等侵袭性淋巴瘤的标准一线治疗，已被证实疗效确凿，40%～50%的弥漫大B细胞淋巴瘤患者可以获得根治，与其他更强烈的联合化疗方案相比，其疗效毫不逊色，而且不良反应轻微。近年来，由于利妥昔单抗

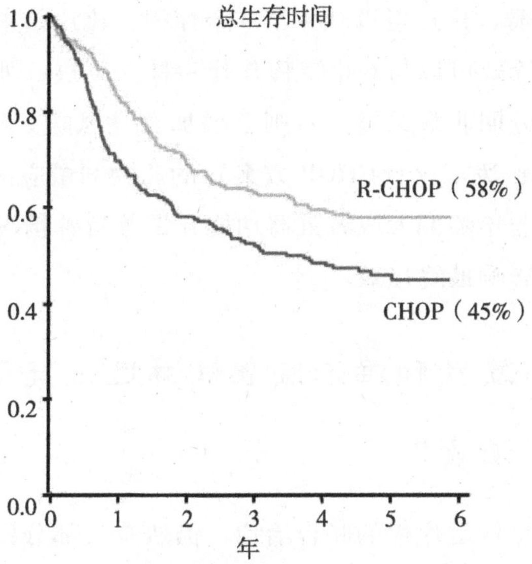

利妥昔单抗+环磷酰胺+多柔比星+长春新碱+泼尼松（RCHOP）与环磷酰胺+多柔比星+长春新碱+泼尼松（CHOP）治疗弥漫大B细胞淋巴瘤的疗效差异，在环磷酰胺+多柔比星+长春新碱+泼尼松（CHOP）的基础上增加利妥昔单抗，5年时的总体生存率可以从45%增加到58%

的引入，B细胞淋巴瘤疗效有了显著提高，目前利妥昔单抗+环磷酰胺+多柔比星+长春新碱+泼尼松（RCHOP方案）已经成为弥漫大B细胞淋巴瘤这类中等侵袭性淋巴瘤的标准治疗，治愈率比不含利妥昔单抗的方案提高10%~15%。利妥昔单抗+环磷酰胺+多柔比星+长春新碱+泼尼松（RCHOP方案）是一个比较简单的化疗方案，主要药物可以在1天之内用完，因此，可以将患者安排在门诊完成治疗。利妥昔单抗+环磷酰胺+多柔比星+长春新碱+泼尼松（RCHOP方案）通常以21天为1疗程，对于部分患者，如果同时加强支持治疗，则可以尝试将疗程缩短至14天，从而获得比21天疗程更好的效果。多数患者需要6个疗程方能完成整个治疗，通常不需要维持治疗，对巨块病变，化疗结束后可以酌情安排局部放疗。研究发现，对于早期弥漫大B细胞淋巴瘤，化疗可以减少至3个疗程，化疗结束后增加局部放疗作为辅助，疗效可以与6个疗程化疗一样。不过，如果希望缩短化疗疗程，准确分期非常关键，否则会增加复发风险。环磷酰胺+多柔比星+长春新碱+泼尼松（CHOP方案）的药物剂量应该严格按照体表面积计算，除非年龄偏大或者脏器功能异常等特殊情况，否则不宜下调剂量，以免影响最终疗效。

107. 复发和难治侵袭性淋巴瘤能否再次获得治愈？

即使经过足量足疗程的联合治疗，仍然有一部分侵袭性淋巴瘤难以获得完全缓解，或者缓解后病情复发，即使这样，患者依然有机会获得治愈。在自体干细胞移植支持下，超高剂量化疗是获得这个机会的主要方法。对于这类患者，首先需要更换更强烈的联合化疗进行治疗，一方面，通过二线治疗争取使患者获得缓解，这样才能保证自体干细胞移植的最佳疗效，另一方面，如果复发难治患者对二线治疗反应较好，也就预示着自体移植效果同样可能会很好。研究发现，对二线治疗反应较好的患者中，35%~40%可以通过自体移植获得治愈，相反，如果不进行自体移植，仅仅坚持常规化疗，多数患者终将复发。如果准备自体移植，在进行二线化疗的同时，需要同时评估患者心、肺、肝、肾等功能，只有重要脏器功能可以耐受的患者，才能顺利进行自体移植。

常用二线治疗方案包括依托泊苷+甲泼尼龙+顺铂+阿糖胞苷（ESHAP方案）、异环磷酰胺+卡铂+依托泊苷（ICE方案）、地塞米松+卡铂+高剂量阿糖胞苷（DHAP方案）、吉西他滨+顺铂+地塞米松（GDP方案）等，铂类、阿糖胞苷、大剂量皮质激素是这些方案中的常用药物。二线方案通常三至四周一个疗程，对B细胞来源的淋巴瘤，二线治疗时仍然可以联合使用利妥昔单抗。

108. 如何治疗高度侵袭性淋巴瘤？

多数高度侵袭性淋巴瘤可以通过联合治疗获得治愈。这种生长极为迅速的淋巴瘤类型，有可能形成巨大肿块，引起重要器官受压或阻塞而危及生命，例如呼吸道梗阻和中枢神经系统的侵犯，因此，一旦确诊，治疗应该立刻开始，绝对不能拖延。由于肿瘤细胞生长迅速，瘤负荷较大，同时对多种化疗药物高度敏感，首次治疗时容易出现肿瘤溶解综合征，因此，所有患者都需要住院，在密切观察下进行治疗。瘤负荷较高的患者，正式化疗前需要先做减低强度的预化疗，同时加强补液水化、碱化尿液、别嘌醇片降低尿酸等措施，以避免肿瘤溶解所致的肾衰竭等严重并发症。重组尿酸氧化酶是近年来用于避免尿酸升高的新药，临床研究发现可以显著降低尿酸升高的风险。不过，即使做好充分准备，肿瘤溶解综合征还是难以完全避免。

侵袭性淋巴瘤常用的环磷酰胺+多柔比星+长春新碱+泼尼松（CHOP 方案）并不适用于本型治疗，高度侵袭性淋巴瘤需要更高强度的联合化疗，常用方案包括环磷酰胺+多柔比星+长春新碱+泼尼松+鬼臼毒素（CHOPE 方案，即 CHOP+鬼臼毒素）、Hyper-CVAD 等。总体疗程通常超过半年，坚持足疗程治疗方能避免疾病复发。如果肿瘤细胞表面表达 CD20，在联合化疗基础上，加上利妥昔单抗将获得更好的疗效。自体移植同样可以使本型患者获得治愈，尤其是难治复发患者，必要的时候，异体移植也是有效的治疗措施。

本型淋巴瘤容易侵犯中枢神经系统，因此，相应的预防和治疗非常重要。诊断时，如果没有明显的中枢神经系统淋巴瘤侵犯证据，而不进行预防，最终淋巴瘤从中枢神经系统复发的风险会显著增高。治疗高度侵袭性淋巴瘤时，在全身联合化疗的同时，必须做腰椎穿刺，检查脑脊液指标，评估脑膜受侵犯的可能性，如果有可疑的临床症状，也可以做磁共振等影像学检查评估脑实质情况。第一次腰椎穿刺时，只需要获取少量脑脊液，对其进行常规、生化以及寻找瘤细胞等检查，同时，即使还没有淋巴瘤侵犯中枢的证据，也应该向蛛网膜下腔注入小剂量化疗药物（鞘内注射）进行预防。由于化疗药物鞘内注射后会导致脑脊液检查结果改变，因此，只有第一次的脑脊液检查结果可以作为判断依据，此后的脑脊液检查结果，均需要考虑可能混有鞘内注射药物的影响。鞘内注射常用药物是甲氨蝶呤或阿糖胞苷，为了减轻鞘内注射的不良反应，同时也增加对淋巴瘤的疗效，往往还合并注入少量地塞米松。如果发现有淋巴瘤侵犯的证据，此后还需要多次腰椎穿刺和鞘内注射，直至脑脊液检查完全正常，然后再巩固几次之后才能停止鞘内注射；如果没有淋巴瘤侵犯证据，也需要重复几次腰椎穿刺鞘内注射进行预防。鞘内注射对淋巴瘤的脑膜侵犯效果较好，对脑实质侵犯效果不佳，所以，必要的时候，除了腰椎穿刺鞘内注射外，还需要做全颅脑放疗，或者采用大剂量甲氨蝶呤静脉注射治疗。

109. 如何治疗初发霍奇金淋巴瘤？

霍奇金淋巴瘤是可以治愈的肿瘤类型。国外患者中，60%～80%可以获得治愈，国内患者的疗效则缺乏相关数据。非霍奇金淋巴瘤具有跳跃性播散的特性，与此不一样，霍奇金淋巴瘤通常从一个部位逐渐播散到邻近组织，因此，分期是决定霍奇金淋巴瘤治疗方案的重要因素，此外，霍奇金淋巴瘤的具体病理类型是另一个重要因素。淋巴细胞为主型具有明显的惰性淋巴瘤的特性，与其他类型治疗差别较大，通常不需要太高的治疗强度。

分期对霍奇金淋巴瘤治疗选择意义重大，在影像学技术普及之前，为了明确腹腔内器官组织是否受到淋巴瘤侵犯，曾经采用所谓“分期性剖腹探查术”。这种手术需要开腹切除脾脏、可疑病变组织和小块肝脏来获得确凿的病理证据。对于仅局部淋巴结受累的早期患

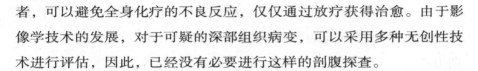

者，可以避免全身化疗的不良反应，仅仅通过放疗获得治愈。由于影像学技术的发展，对于可疑的深部组织病变，可以采用多种无创性技术进行评估，因此，已经没有必要进行这样的剖腹探查。

霍奇金淋巴瘤治疗需要按照不同分期和预后分层进行，即使预后良好的早期患者，目前也不再推荐单用放疗，而将减少次数的化疗以及后续的局部放疗为首选治疗。对于中晚期病变或者预后不良者，多采用足疗程（6~8 个周期）联合化疗。化疗后对疗效进行正确评价非常重要，有助于尽早识别预后不良的难治性患者。目前推荐以治疗前后不同时期的 PET-CT 结果来评价疗效，如果反应良好，则可以在巩固治疗后停止进一步治疗，密切观察和随诊；如果反应不佳，通常建议再次活检确认病情，然后开始二线治疗进行挽救，挽救治疗效果较好的患者，可以进一步选择自体移植等高强度治疗。可以说，PET-CT 在霍奇金淋巴瘤治疗中极为重要，其地位不可替代。

MOPP 是治疗霍奇金淋巴瘤的经典方案，疗效确凿，多数患者能够良好耐受，方案中包含氮芥（M）、长春新碱（O）、丙卡巴肼（P）和泼尼松（P）等四种药物。由于氮芥不良反应明显，MOPP 方案会显著增加患者不育的发生率和远期不良反应。与此相反，多数使用 ABVD 方案的患者可以保持生育能力，因此，近年来 ABVD 已经取代 MOPP，成为霍奇金淋巴瘤的一线治疗方案。ABVD 也是由四种药物组成的方案，即多柔比星（A）、博来霉素（B）、长春花碱（V）和达卡巴嗪（D）。这四种药物每 14 天重复用一次，每两次（28 天）为一疗程。Stanford V 则是新的霍奇金淋巴瘤治疗方案，由斯坦福大学最先创用，也是目前常用的联合化疗方案，其中包括氮芥、多柔比星、长春碱、长春新碱、博来霉素、鬼臼毒素和泼尼松等药物。此外，德国学者将多种药物组合成 BEACOPP 方案，可用于高危险度的中晚期霍奇金淋巴瘤患者，这些药物包括博来霉素、依托泊苷、多柔比星、环磷酰胺、长春新碱、达卡巴嗪和泼尼松。临床使用的时候，本方案可以根据患者耐受能力逐渐递增药物剂量，待获得完全缓解后，再采用标准剂量维持治疗。由于药物种类和剂量都有所增加，BEACOPP 方案不良反应发生率较高，因此仅适用于高危险度的中晚期患者。

110. 复发的霍奇金淋巴瘤如何治疗?

即使经过积极治疗，仍然有高达 25%左右的霍奇金淋巴瘤患者病情复发。复发率高低与最初诊断时的国际预后评分（IPS）有关。复发后治疗选择需遵循一定的原则，如果距离上一次治疗停止的时间较短，则应该尽可能避免使用同样的方案，在二线治疗获得再次缓解后，尽可能安排自体移植；如果复发距离上次治疗时间较长，则可以考虑之前曾经使用过的同一个方案。

由于霍奇金淋巴瘤细胞表面具有 CD30 蛋白质分子，因此，新的单克隆抗体药物治疗有效。2011 年，美国食品药品管理局（FDA）批准抗 CD30 单抗（Brentuximab vedotin，商品名 Adcetris）用于难治和复发霍奇金淋巴瘤患者的治疗。Brentuximab vedotin 是由西雅图基因研发的一种新型靶向抗体-药物偶联物（ADC），通过化学方法把抗 CD30 抗体和一种人工合成的抗肿瘤药 MMAE（Monomethyl auristatin E）连接到一起。MMAE（商品名 vedotin）是一种有丝分裂抑制剂，能阻断细胞微管蛋白的聚合，由于 MMAE 毒性较高，以往不能被直接用作治疗药物。抗体-药物偶联物 Brentuximab vedotin 在细胞外液是稳定的，一旦进入肿瘤细胞，激活抗有丝分裂的机制，能够靶向性治疗表达 CD30 抗原的淋巴瘤患者。间变性大细胞淋巴瘤细胞表面也具有 CD30 分子，因此也是这种新药的治疗适应证之一。

四 淋巴瘤的化疗和放疗

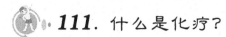

介绍淋巴瘤最常用的两种治疗方法的效果和常见不良反应。

111. 什么是化疗？

化疗的概念最早由德国的免疫学家 Paul Erlich 提出，他是第一个使用老鼠测试抗生素抗菌活性的学者，也曾经利用患有肿瘤的老鼠测试各种化学物质的抗癌效果。化疗在第一次世界大战时取得重大突破，“芥子气”最初作为化学武器被用于战争，但是，接触过芥子气的人，淋巴结会显著缩小，骨髓造血功能明显降低，正是基于这些发现，20 世纪 40 年代早期，氮芥作为首个化疗药物被成功应用于淋巴瘤治疗。

广义上，“化疗”指应用任何化学合成药物进行的治疗，例如用磺胺治疗细菌感染等，但是，目前通常将采用化学合成药物治疗肿瘤的方式才称为“化疗”。化疗被广泛用于淋巴瘤治疗，相关药物种类繁多，还有层出不穷的新药被开发出来。多数化疗药物是从天然物质中提取出来的衍生物，例如夹竹桃科植物长春花中的长春碱、紫杉树皮中的紫杉醇等。一些中药其实也有类似的化疗药物成分，其中有一些已经被提纯用于肿瘤治疗，例如高三尖杉酯碱。

多数化疗药物通过静脉注射或者滴注给药，有些还可以口服、皮下或者肌内注射，极少数药物可以通过腰椎穿刺注入蛛网膜下腔（鞘内注射）。实际上，除了鞘内注射外，其他途径给药后，有效药物都会进入血液，随血循环散布至全身，因此，与放疗和手术不一样，化疗属于全身性治疗，药物在进入肿瘤组织的同时，会不可避免地影响全身正常组织器官。由于多数淋巴瘤是全身性疾病，即使主要病灶之外的淋巴结没有明显肿大，也不能排除被淋巴瘤细胞侵犯的可能，因此，放疗和手术等局限性治疗不足以控制病情，只有化疗这样的全身性治疗才有可能获得缓解，甚至于根治淋巴瘤。

112. 什么是化疗周期？化疗需要每天住院吗？

传统意义上，化疗并非选择性杀伤肿瘤细胞，对正常细胞和组织也有很大的影响，因此通常不能持续不断地给药，而是需要一定的休息时间，保证正常细胞组织的修复。因此，绝大多数化疗是周期性给药的。通常情况下，每个化疗周期中，仅有部分时间给予治疗药物，而给药后会有很长一段时间的休息期，以便患者的各种正常细胞获得恢复，而在恢复后才再次进入下一疗程的化疗。因此，化疗不需要长期住院，只是在给药期间短期住院，休息期间则通常回家观察。而且，由于某些化疗药物仅通过口服给予，因此可以在家中完成。例如，环磷酰胺+多柔比星+长春新碱+泼尼松（CHOP 方案）是最常用的淋巴瘤化疗方案，这个方案中，化疗时间是 5 天，休息 16 天，因此，一个完整的 CHOP 方案共计 21 天，从第 22 天起将进入下一疗程化疗。而在 CHOP 方案化疗的 5 天中，仅第 1 天需要静脉使用化疗药物，后面 4 天只需要口服药物，因此，采用标准的 CHOP 方案化疗时，患者仅需要住院 1 天。

113. 化疗需要多少疗程？

如前所述，淋巴瘤化疗需要遵循周期性给药的原则，每一个周期为一疗程。淋巴瘤患者通常希望知道，究竟需要多少个疗程化疗才能达到最佳疗效，才能停止治疗。实际上，不同类型淋巴瘤的化疗疗程是不同的，即使同一类型淋巴瘤，不同分期，不同治疗反应的患者，所需要的疗程也是不同的，不能一概而论。

理论上，化疗疗程越多，对于肿瘤治疗的效果就可能越好，但是，化疗带来的不良反应也就会越大；相反，如果缩减化疗疗程，则有可能增加淋巴瘤复发风险。原则上，需要平衡疗效与不良反应才能决定最佳疗程数。因此，最佳化疗疗程数的确定，应该通过合理的大样本临床研究，寻找疗效和安全性的最佳平衡点才能作出评估。

举例而言，既往治疗中晚期弥漫大B细胞淋巴瘤时，通常需要8个疗程的联合化疗，但是多个临床研究结果发现，对于大多数患者而言，6个疗程的治疗已经可以达到最佳疗效，而不良反应有所减少，因此，对于疗效满意的患者，目前多数指南推荐6个疗程的利妥昔单抗+环磷酰胺+多柔比星+长春新碱+泼尼松（RCHOP方案）化疗，由此可见，最佳化疗疗程数是由设计合理的大样本临床研究决定的，并非凭空想象的结果。

114. 治疗淋巴瘤的常用化疗药有哪几种？

传统意义上，细胞的生长发育被认为是周期性的，体现了DNA复制的不同阶段，不同的化疗药物作用于细胞周期的不同阶段，据此可以将化疗药物分为不同周期的特异性药物，如果对各个周期都有作用，则称为细胞周期非特异性药物。不同机制的药物使用方法有所不同，可以结合在一起组成联合化疗方案，可能比单一药物更为有效。

越来越多的化疗药物用于淋巴瘤治疗，不同机制药物的选择和组合效果有较大差异，需要大量的临床研究进行评估。除此之外，给药方式也会对治疗效果产生影响，例如甲氨蝶呤的短时间给药或者长时间滴注，就是针对不同的肿瘤类型设定的。

从大的类别上，常用的现代化疗药物通常分为下列几种：①烷化剂；②抗生素类抗肿瘤药；③长春碱类；④抗代谢药；⑤核苷类似物；⑥铂类；⑦鬼臼毒素；⑧皮质激素类；⑨其他。

上述几种化疗药物的不良反应各有不同，但是，绝大多数药物都会引起骨髓抑制，出现粒细胞和血小板减少，从而引起感染、发热、出血等不良反应。因此，对于大多数正在接受化疗的淋巴瘤患者而言，出现发热和不明原因的出血时，通常意味着化疗药物的不良反应进入比较严重的阶段，需要尽快到医院急诊进行紧急处理，否则将会引起严重不良反应，甚至危及生命。例如严重粒细胞缺乏时，如果出现发热，应该尽快到医院进行合理的抗感染治疗，一旦延误，出现感染性休克等严重并发症时，后果将不堪设想。

115. 烷化剂是最常用的化疗药物吗？

最早用于临床的一类化疗药物是烷化剂，多数是由氮芥衍生而来，例如美法仑（苯丙氨酸氮芥、米尔法兰）、苯丁酸氮芥（留可然），此外，目前临床极为常用的环磷酰胺，也是氮芥与磷酰胺基结合而成的化合物。烷化剂可以直接与肿瘤细胞DNA交联，从而干扰细胞增殖分化，导致其死亡。烷化剂最重要的不良反应是远期第二肿瘤发生率增高，患者发生继发性骨髓增生异常综合征和（或）白血病的概率大概是6%，因此需要长期密切监测。

留可然是口服药物，可以大剂量短程给药，也可以小剂量持续服用，通常药物耐受性良好，不良反应轻微。主要不良反应是骨髓抑制引起的全血细胞减少，通常在服药3~4周后，血细胞计数降到最低，因此需要密切监测。留可然是目前惰性淋巴瘤常用的单一化疗药物，具有口服方便和不良反应轻微的优点。

环磷酰胺可以口服也可以静脉注射，是组成环磷酰胺+多柔比星+长春新碱+泼尼松（CHOP方案）的重要药物，可以用在各种侵袭性淋巴瘤。静脉使用时，配好后的环磷酰胺应该尽快完成注射，否则会很快降解变性。大剂量环磷酰胺可以引起显著脱发，恶心、呕吐也会比较严重，因此需要配合使用强效止吐药物。另外一个常见不良反应是出血性膀胱炎，大剂量使用时，应该在给药前后加用美司钠，美司钠可以阻止环磷酰胺排泄物与膀胱上皮细胞结合，从而避免引起出血性膀胱炎。环磷酰胺同样可以引起骨髓抑制，血细胞通常在用药10~14天后降至最低。膀胱癌则是环磷酰胺可能发生的远期不良反应，需要密切观察。

116. 常用的抗生素类化疗药物有哪些？

多柔比星是另外一个常用的淋巴瘤化疗药物，属于蒽环类抗肿瘤抗生素的一种。这类药物也是通过直接插入肿瘤细胞DNA而发生作用。多柔比星是环磷酰胺+多柔比星+长春新碱+泼尼松（CHOP方案）中的重要药物之一，环磷酰胺+多柔比星+长春新碱+泼尼松（CHOP方案）是侵袭性淋巴瘤治疗中最常用的方案，也可以用在多数惰性淋巴瘤的治疗。多柔比星必须静脉给药，因为血管刺激性较大，注射时必须避免药液外渗至皮下。多柔比星骨髓抑制非常常见，血细胞计数通常在10~14天降至最低。恶心、呕吐也比较常见，需要止吐药预防。多柔比星最重要的不良反应是心肌毒性，随着剂量叠加，心脏毒性发生率显著增加，因此，多柔比星累积剂量不能超过最高上限，同时需要密切监测心脏功能。为了减少多柔比星对正常组织器官的影响，近年来开发了脂质体多柔比星，可以显著减少不良反应，但是费用较高，尚难以作为一线用药推广。

多柔比星有很多同类衍生药物，例如表柔比星、吡柔比星、阿柔比星、柔红霉素、去甲氧柔红霉素等。这些药物疗效与多柔比星相当，其中部分药物心脏毒性极低，临床上已经基本替代多柔比星，成为一线治疗药物。

米托蒽醌与多柔比星疗效相似，是蒽醌类药物的代表，其主要特点是几乎没有心脏毒性，因此，当患者合并心脏病变时，可以作为多柔比星的替代药物。

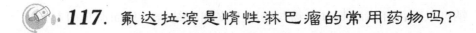

117. 氟达拉滨是惰性淋巴瘤的常用药物吗？

氟达拉滨属于核苷类似物，也是淋巴瘤治疗的重要药物之一。氟达拉滨进入肿瘤细胞内，可以干扰生长所需的重要生物酶的活性，从而导致细胞死亡。氟达拉滨是多种惰性淋巴瘤的有效治疗药物，对正常淋巴细胞也有显著杀伤作用，会强烈抑制患者免疫能力。一方面，使用过本药的患者，由于免疫能力低下，可以出现多种机会性感染，例如卡氏肺孢子菌肺炎和带状疱疹等，与在艾滋病患者中常见的感染类型相似。因此，对于接受氟达拉滨治疗的患者，应该考虑使用复方新诺明和阿昔洛韦等药物进行预防；另一方面，这种免疫抑制效果，可以作为有效的预处理方案，用于非清髓异基因干细胞移植（详见151问），例如氟达拉滨联合美法仑的方案。氟达拉滨最早需静脉给药，近年来口服剂型也成功用于临床，两种剂型效果相似。氟达拉滨最早常作为单药使用，近年来则多与其他药物联合使用，例如与环磷酰胺和利妥昔单抗合用组成FCR方案，目前已作为慢性淋巴细胞白血病的一线治疗选择。

118. 长春碱类需注意神经毒性吗？

长春碱类也是淋巴瘤化疗的常用药物，可以显著抑制细胞的微管系统功能，干扰细胞有丝分裂，从而导致细胞死亡。长春新碱、长春碱和长春地辛等都是本类中的常用药物，长春新碱就是环磷酰胺+多柔比星+长春新碱+泼尼松（CHOP方案）中的O，而长春碱则是ABVD中的V，这些都是淋巴瘤化疗常用方案中的一线药物。长春新碱具有显著的外周神经毒性，手足指趾发麻是最早的临床表现，严重时候可能出现便秘甚至肠梗阻等自主神经毒性。长春地辛的神经毒性较长春新碱低，因此已经替代后者，成为多种化疗方案中的一线药物选择。长春新碱的神经毒性与剂量有关，这种毒性早期可能逆转，晚期则有可能成为持续性损伤，因此，在治疗过程中，患者应该与主管医生随时沟通，一旦发现严重神经毒性，应该尽早调整治疗强度，避免不可逆的神经损伤。长春碱的不良反应则主要是骨髓抑制引起的血细胞减少，神经毒性较低。

119. 鬼臼毒素容易引起第二肿瘤吗？

鬼臼毒素是从小檗科鬼臼属植物——华鬼臼（又称鸡苔素）的根和茎中提取到的木脂类抗肿瘤成分，依托泊苷是鬼臼毒素类化疗药物的代表，与负责稳定 DNA 的酶蛋白结合而杀伤肿瘤细胞。主要不良反应是骨髓抑制和恶心呕吐等，尤其需要注意远期第二肿瘤发生率显著增高。与烷化剂引起的第二肿瘤不一样，鬼臼毒素类引起第二肿瘤的时间较早。替尼泊苷是另一个常用的鬼臼毒素类药物，能够透过血脑屏障是其重要特点，因此常常被用来治疗中枢神经系统受累的患者。

120. 铂类化疗药物的用途与注意事项有哪些？

顺铂是铂类抗肿瘤化疗药物的代表，是一种含重金属“铂”的抗癌药物，属于细胞周期非特异性药物，对肉瘤、恶性上皮肿瘤、淋巴瘤及生殖细胞肿瘤都有治疗功效。它是第一个合成的铂类抗癌药物，结构简单，机制明确，后续的一些研究陆续开发了多种铂类药物，包括卡铂、奥沙利铂、奈达铂及赛特铂等。顺铂是多种淋巴瘤治疗方案中的重要成分，例如 ESHAP、DHAP 和 GDP 等方案。顺铂可以引起极为强烈的恶心呕吐，甚至严重的迟发型呕吐，因此需要针对呕吐的综合治疗。除了胃肠道不适，顺铂也会引起肾脏功能损伤，因此需要充分水化。卡铂这方面的不良反应则较轻，但骨髓抑制作用比顺铂强。

121. 甲氨蝶呤是中枢神经系统淋巴瘤的治疗首选吗？

甲氨蝶呤（MTX）是抗代谢类化疗药的代表，通过对二氢叶酸还原酶的抑制而阻碍肿瘤细胞的DNA合成，最终抑制肿瘤细胞的生长与繁殖。短时间使用大剂量甲氨蝶呤时，可以使相对高浓度的药物透过血脑屏障，因此，甲氨蝶呤目前作为多种中高侵袭性淋巴瘤的首选治疗之一，可以显著降低中枢神经系统淋巴瘤侵犯的风险。对于原发性中枢神经系统淋巴瘤，大剂量甲氨蝶呤也是最基本的治疗方案。阿糖胞苷也属于这类药物，甲氨蝶呤与阿糖胞苷联合组成的MA方案是高侵袭性淋巴瘤治疗的主要手段。大剂量甲氨蝶呤使用时，需要非常注意肾脏不良反应，因此，大量饮水（水化）和使用碳酸氢钠（碱化尿液）非常重要，使用后还需要根据其血药浓度给予合理的解毒剂（四氢叶酸钙）治疗。

122. 门冬酰胺酶是儿童急性淋巴细胞白血病治疗的关键吗？

门冬酰胺酶是一种特殊的化疗药物，可以明显降低细胞内门冬酰胺水平，无法自行合成门冬酰胺的肿瘤细胞会因此死亡。门冬酰胺酶是治疗淋巴母细胞淋巴瘤和外周T细胞淋巴瘤的重要药物，近年来，儿童急性淋巴细胞白血病治疗的巨大成功与本药关系密切。普通剂型不良反应较多，例如急性胰腺炎、凝血异常、肝功能异常和高血糖等，脂质体门冬酰胺酶则可以减少多种不良反应，因此已经替代普通剂型，成为一线首选用药。

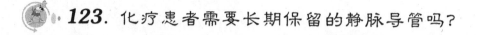

123. 化疗患者需要长期保留的静脉导管吗？

多数化疗药物需要通过静脉给药，其他途径包括口服、肌注、皮下注射和腰椎穿刺鞘内注射等，多数患者需要周期性给药。部分静脉化疗药物有强烈的刺激性，需要避免渗漏到静脉外，因此，对于需要长期反复使用静脉化疗药的患者，植入一个留置静脉导管很有必要。静脉导管是一个中空的软管，一头长期插入静脉，指向心脏方向，另外一头则用于连接输液装置，可以埋入皮下，也可以保留在皮肤之外。除了注射化疗药物，静脉导管还可以用来输液、输血、抗生素输注等，有些导管甚至可以采集血样。植入静脉导管可以避免反复穿刺外周静脉，减轻患者痛苦，避免严重血管炎、血管栓塞和化疗药外渗所致的局部坏死。

静脉留置导管种类繁多，保留时间从数月到数年不等，有的甚至可以终生使用。按照末端是否留置于皮下，可以分为两大类。①置于皮下的导管通常称为输液港，皮肤上无需任何遮盖和敷料，患者可以方便地洗澡、穿衣，虽然需要定期冲洗，但是时间间隔较长。②末端留置在皮外者，局部需要敷料覆盖，需要定期消毒和换药，也需要更为频繁地定期冲洗导管。这两种导管通常都放置于前胸，经过锁骨下静脉或者颈内静脉插入，其导管尖端接近甚至进入右心房。此外，还有一种又细又长的静脉导管，从肘窝的静脉插入，经过锁骨下静脉进入上腔静脉，这种导管被称为经皮下植入的中心静脉导管（PICC）。患者洗澡时这类导管需要用特殊的防水贴膜覆盖管路，洗澡之后最好维护一次。无论哪种静脉导管，都存在管路被细菌等病原体污染的可能，一旦考虑污染，这些管路都需要及时拔除！

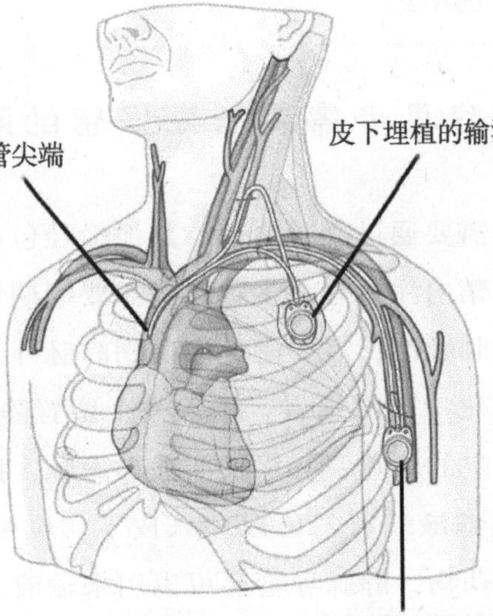

输液港埋植示意图

124. 静脉导管会带来哪些问题？

静脉导管优点明显，对定期化疗患者极为方便，可以减轻多次穿刺引起的痛苦，但是，长期植入静脉导管会不可避免地引起不良反应。首先是植入导管当时的不良反应，例如局部出血、误穿刺胸腔引起气胸，或者穿刺其他重要脏器引起相应损伤等，如果出现气胸，患者会感到胸痛、呼吸困难、咳嗽等，胸部X线可以很容易明确诊断。

静脉导管植入一段时间后也可能出现不良反应，例如感染、凝血块堵塞导管等。为了避免血管堵塞，患者输液结束后，护士会向导管中注入少量肝素进行抗凝，从而降低血栓形成的风险。

拔除静脉导管的时候，也有可能出现极为罕见的不良反应，如果不注意体位和呼吸的配合，偶然会使空气沿着穿刺点进入中心静脉，有导致空气栓塞而致死的风险，因此，拔管时患者需要保持平卧位，并暂时屏气配合。

125. 化疗的副作用有哪些？

化疗的副作用与药物种类、给药剂量和方式、患者耐受情况有关。化疗前患者需要与医生仔细沟通，对可能出现的副作用要有一定的思想准备。胃肠道反应曾经是最常见的副作用，大多数药物会引起恶心、呕吐等症状，但是，随着新的高效止吐药的问世，这类副作用目前已经比较少见，因此，绝大多数患者不会出现明显的恶心呕吐，而仅仅是轻微的不适感觉。如果患者依然感到有比较严重的恶心呕吐，可以告诉医生，以便在下一次化疗前做更好的预防治疗。

化疗药物对正常细胞也存在杀伤效应，这就是引起副作用的重要原因，而且，越是生长和分化迅速的细胞，杀伤效果越明显。发根、骨髓、胃肠道表面黏膜、生殖系统都是容易出现副作用的部位，因此，最常见的副作用是脱发、骨髓抑制（贫血、白细胞减少、血小板减少）、腹泻、畸胎和不育等。常规剂量化疗并不一定都引起不育，但是，大剂量化疗（例如干细胞移植）后，多数患者将丧失生育功能，因此，如果有生育需求，应该在化疗前保留精子或卵子。由于生殖细胞受到损伤，此时生育会增加畸胎的发生率，因此，无论男女，育龄期患者化疗期间均应该注意避孕。

126. 化疗会脱发吗？

脱发是化疗的常见副作用，很多患者会为此感到担心，因此需要与医生仔细沟通这个问题。是否脱发以及程度是否严重均与化疗药物种类和剂量、使用频率、疗程等有关。对于女性患者，脱发可能是严重影响生活质量的问题，除了对外形有较大影响，还会使其他人表现出过分的关心，从而使一些患者避谈病情的希望落空。除了头发，其他部位体毛也有可能缺失，例如眉毛、胡子、腋毛和阴毛等。同样的化疗药物和剂量，患者的脱发反应可以完全不一样，有人仅掉几根，有人可能全部脱落。脱发通常在化疗的第2~4周开始，化疗完全结束1~2个月后，头发又会慢慢长出来，新长出来的头发，无论质地还是颜色，有可能与之前的完全不同，通常是黑色略带卷曲的样子。

127. 如何应对脱发？

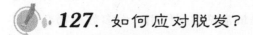

首先应该与医生充分交流，了解化疗的副作用，对脱发情况有大致预期；如果预计脱发明显，可以考虑提前剃成光头，然后可以戴假发，也可以用戴帽子等做修饰，还可以不做任何措施，仅仅等待化疗结束后重新长出头发。在国外，脱发后的外形修饰和心理调整已经被列入医学专业人士的讨论范畴，并且为此提出具体的指导意见。美国癌症协会（ASCO）甚至于提供免费假发，而且，部分保险公司已经覆盖假发费用。相对而言，国内关于这个问题的重视程度不够，因此，患者不必忌讳与医护人员交流关于脱发的疑虑，争取获得相关信息，对此有足够的准备。

128. 化疗会导致恶心呕吐吗？

化疗药物可以引起剧烈的恶心呕吐，这是肿瘤化疗病区曾经普遍存在的景象，目前已经一去不复返了。并不是新的化疗药物不会引起呕吐，而是新型止吐药不断出现，使我们可以良好地控制化疗的这种副作用。呕吐症状的严重程度与药物种类、患者耐受程度有关，因此，止吐治疗的选择也存在不同。经过积极治疗，如果患者仍然感到不适，应该及时与医生交流，以便在下一次化疗前修改预防措施，而不是勉强忍受。

目前最有效的化疗呕吐预防药物是5-羟色胺3（5-HT_3）受体拮抗剂，最常用的包括恩丹西酮、格拉司琼和托烷司琼等，均需要化疗前给药。除此之外，如果反应严重，还可以加用其他类型的止吐药，例如地塞米松、甲氧氯普胺、氯丙嗪、劳拉西泮等。

改变饮食习惯也有助于减轻恶心呕吐的副作用，例如少食多餐，避免油炸和肥腻的食物，避免有强烈味道的鱼虾类食物等。饭后适当休息同样可以减少恶心呕吐，但是并不需要过长时间地卧床。

129. 化疗后腹泻怎么办？

某些化疗药物会引起腹泻，其机制比较复杂，化疗药物直接杀伤肠黏膜上皮细胞是最常见的原因，此外，化疗后由于粒细胞缺乏等免疫缺陷导致的肠道感染也是原因之一。必须针对不同的病因进行治疗。对于大多数非感染性腹泻，调整饮食非常重要，通常可以进食高蛋白、高热量的少渣食物，避免食用刺激胃肠道的饮食以及产气食物，例如糖、豆类及碳酸饮料等。严重腹泻时可以暂停普通食物，改为流食，待症状好转后再逐渐改为普通食物。腹泻时容易导致水、电解质平衡紊乱，因此，适当增加水和电解质摄入非常重要，尤其需要避免低钾血症、低钠血症，必要时可以静脉补充水及电解质。腹泻时还需要重视大便培养等检查，及时发现感染性腹泻的证据，并进行相应的抗生素治疗。对于严重粒细胞缺乏患者，频繁腹泻时还需要重视肛门卫生，避免由于局部皮肤破损引起继发感染，最终形成难以控制的肛周脓肿。排便后用清水或者肥皂清洗肛门、保持局部干燥、涂抹氧化锌软膏等都是合理的局部处理手段，严重粒细胞缺乏时应该坚持用1：5000的高锰酸钾溶液坐浴，尽可能减少肛周感染可能。

伊立替康是常用于结肠癌的化疗药物，偶尔会用于其他肿瘤化疗，该药可以引起急性胆碱能综合征，出现严重的早发性腹泻（24小时内），同时还可能伴有腹痛、结膜炎、鼻炎、低血压、出汗、寒战、头晕、视力障碍、瞳孔缩小、流泪、流涎等表现，如果不及时处理，患者可能因此致命。对于这种类型的严重腹泻，化疗前给予阿托品皮下注射可以减轻症状，一旦出现腹泻，患者需要频繁服用高剂量易蒙停进行治疗，同时需要积极补充水分和钾、钠、氯等电解质。

130. 化疗后便秘怎么办?

与腹泻相反，化疗及其辅助用药也可以引起便秘。现代肿瘤化疗中最常用的抗呕吐药物（5-羟色胺受体拮抗剂）会经常引起便秘。表面上看，便秘并非严重问题，似乎仅引起患者一定程度的不适感，实际上，如果治疗不够及时，便秘可以引起很多不良反应，严重时甚至因此致命。例如，有的患者化疗后出现血小板显著减少，如果同时合并便秘，大便时过于用力，可以使血压增高而导致内脏出血，如果合并脑出血，患者可能因此死亡。此外，也有因为便秘引发心肌梗死等严重事件的先例。因此，便秘虽然是小问题，但是必须重视并积极处理。

程度较轻的便秘，可以通过食物调整进行治疗，例如进食香蕉、蜂蜜等食物；如果效果不佳，可以考虑口服泻药，乳果糖、复方芦荟等都是常用的缓泻药物；从肛门注入开塞露等油性液体也可以缓解便秘。严重的便秘，尤其是有肠梗阻迹象时，服用医用石蜡油是一种选择。

除了治疗，预防便秘也非常重要。养成良好的生活习惯，每日定时如厕排便，积极调整并制订合理的膳食结构，这些都有助于避免便秘的发生。

131. 放化疗后对生育有什么影响?

放疗以及大多数化疗药物都有致畸性和生殖毒性，因此，患者在治疗期间不能生育，治疗3～6个月后，随着药物从患者体内逐渐清除，受到影响的生殖细胞逐渐更新换代，绝大多数患者可以正常生育。但是，部分化疗药物对人体细胞影响较大，时间较长，患者生育时畸胎发生率可能高于正常人群。

造血干细胞移植前的预处理属于高剂量放化疗，除非进行特殊防护，否则绝大多数患者将永久丧失生育能力。因此，对于年轻有生育需求的患者，在放化疗之前就应该考虑到专业机构保留精子或者卵子，以备将来生育所需。

132. 阿胶和大枣可以治疗化疗后贫血吗？

淋巴瘤患者合并贫血并不少见，做血常规检查就可以明确。据统计，恶性肿瘤患者中，贫血发生率由30%～90%不等，是影响患者生活质量和长期生存的重要因素。贫血症状包括乏力、虚弱、气短、头晕、头痛、耳鸣、心悸、恶心和胸痛等，轻度或者慢性贫血患者，如果患者耐受性较好，可能不会出现任何症状。恶性肿瘤患者发生贫血的原因很多，例如，营养缺乏所致营养性贫血；慢性失血引起的缺铁性贫血；肾功能不全引起的肾性贫血；肿瘤直接侵犯骨髓引起“骨髓痨”性贫血；放化疗引起的骨髓抑制性贫血；肿瘤分泌的各种细胞因子引起的慢性病贫血；淋巴瘤合并的自身免疫性溶血性贫血等。

淋巴瘤患者贫血的原因中，营养性因素仅占很小的比例，绝大多数患者贫血与营养无关。针对不同原因，治疗是不一样的，如果不搞清楚诊断，妄图通过阿胶、大枣等食疗或者常用的所谓“补血”中药进行治疗是徒劳的。营养缺乏引起的贫血，需要检查铁、叶酸和维生素 B_{12}水平，根据缺乏的情况进行补充治疗。慢性失血引起缺铁性贫血时，除了积极补充铁剂，还需要寻找慢性失血部位并进行针对性治疗，这样才能彻底改善贫血。肾性贫血则需要注射促红细胞生成素

（EPO）治疗。对于“骨髓痨”性贫血和慢性病贫血，针对肿瘤本身的治疗是关键。放化疗后引起的骨髓抑制性贫血，则需要等待骨髓的自然恢复。自身免疫性溶血性贫血是淋巴瘤常见的合并症，有时候可以引起非常严重的贫血，溶血甚至可以在淋巴瘤确诊之前出现，对于这类贫血，治疗上需要考虑标本兼治，即从淋巴瘤和溶血的角度同时用药进行治疗。

除了针对病因进行治疗外，输血是即刻有效的唯一的“补血”治疗措施。关于输血，通常存在两个误区。第一，某些患者盲目依赖输血，误以为输血可以替代“营养”，甚至在轻度无症状贫血的时候也会要求输血，这种做法极为错误，输血毕竟不能保证百分之百的安全，而且加重了目前的血液紧张状况；第二，某些患者出于种种原因，对输血极为抗拒，甚至在严重影响生活质量的中重度贫血时也拒绝输血，这种做法极为不理智，严重贫血的危害很多，尤其严重的是，患者可能难以耐受标准放化疗，这样会增加治疗失败的风险，最终使患者丧失治愈肿瘤的机会，而且，由于医学的进步，现代输血的安全性已经得到极大的提高，因此，完全没有理由畏惧输血！

促红细胞生成素是治疗肾性贫血的重要药物，在慢性病贫血中也可以获得一定疗效，然而，一些研究发现，促红细胞生成素可能会加速恶性肿瘤的生长，因此，如果患者存在治愈的机会，应该尽可能避免使用促红细胞生成素，如果恶性肿瘤已经没有根治可能，在出现慢性病贫血的时候，除了输血之外，大剂量的促红细胞生成素也是可以选择的治疗手段。

133. 化疗期间需要忌口吗？

理论上，健康饮食可能有助于降低肿瘤患病风险，但是，一旦确诊肿瘤，妄图单纯通过饮食调整来“治疗”肿瘤实不可取。目前社会上有“神话”食疗的倾向，很多关于饮食与肿瘤的“清规戒律”其实并没有充分的科学依据，当然，忽视饮食的重要性同样不可取。良好的饮食习惯可以提供均衡而充足的营养，有利于增强患者体质，提高对化疗的耐受能力，加强抵御各种继发感染的免疫力，加快骨髓抑制后血象的恢复速度。因此，饮食不仅是营养问题，而且是关乎化疗成功与否的重要因素，医生和患者都需要高度重视，必要时应该咨询营养师。

一般均衡饮食就可以，不可偏食，也不需要过分忌口。应该少吃刺激性食物，例如辛辣或过冷过热的食物。便秘是止吐药物的常见副作用，可以适当增加水果和纤维素含量高的饮食。这些食物中大量的维生素 C 可以分解亚硝酸盐，有一定防癌作用，而纤维素可以保持肠道通畅，避免便秘。因为化疗期间蛋白质需要量会显著增加，应该适当增加摄入蛋、奶和肉制品等。

目前多数营养专家建议，肿瘤治疗康复期的食量为：主食四、副食六；细粮四、粗粮六；肉类四、蔬菜六。饮酒会给治疗带来一定的麻烦，例如对肝脏功能有影响，因此，嗜酒者需要适当限制饮酒量。

134. 怎样才能增加营养？

如果因为病情严重，或者治疗时的不良反应导致显著的营养不良，则需要在常规饮食之外，增加营养摄入，这种措施需要列入综合治疗的一部分。为肿瘤患者提供营养，通常首选胃肠内途径，对于特殊患者（例如禁食）或者病情严重的患者，也可以进行部分替代性静脉营养，甚至完全胃肠外静脉营养。需要注意的是，单纯蛋白粉一类的营养物质不适合肿瘤治疗期的患者，如果不能保证足够的热卡，这些营养素并不能在体内重新合成人体所需的蛋白质，而会作为提供能量的物质被代谢掉。因此，提供患者所需的能量（热卡），才能保证足够蛋白质供应。很多商品化的胃肠内或肠外营养成品可供临床使用，例如安素、瑞素、瑞高等肠内营养以及卡文等肠外营养制剂。原则上，如果患者可以口服，则应该尽可能通过胃肠内进行营养补充，静脉营养的效果比不上胃肠内营养。

135. 什么是“无菌饮食”？

进行较强化疗期间，例如高强度联合化疗方案治疗后或干细胞移植时，由于白细胞数目急剧减少，同时胃肠道表面黏膜受到损伤，细菌、真菌等多种致病原容易通过胃肠道进入血液引发感染，因此，这类粒细胞缺乏患者应该给予“无菌饮食”。最方便的“无菌饮食”是将各种食物通过微波炉深度加热后食用，同时应该避免食用各种冷饮、凉菜和不能去皮的水果。

136. 如何应对化疗对食欲的影响？

放化疗后的咽喉肿痛和口腔黏膜溃疡会显著影响患者进食，此时应该避免坚硬、辛辣、酸涩、过烫的刺激性食物，柔软和缓和的食物是合适的选择，例如酸奶、面条、稀粥等。如果不能进食普通食物，则可以选用液体食物，但是，单纯这些食品可能无法提供患者所需的热卡和蛋白质，因此，营养摄入不足时，可以加用商品化的胃肠内营养品，例如安素、瑞素、瑞高等。

如果恶心呕吐严重，在积极止吐治疗的同时，可以持续性吸食少量液体食物，以免量大引起呕吐。呕吐严重时应该注意补充水分和各种矿物质，以免脱水和电解质紊乱，必要时还应该给予静脉输液补充。

化疗可能显著改变患者的饮食习惯，曾经喜好的食物也许会感到味同嚼蜡，这种改变会引起厌食而导致营养不良。需要告诫患者，饮食是治疗措施的重要组成部分，不能掉以轻心。少食多餐可能有所帮助，也可以尝试不同风味的食物，或者增加酸、甜等调味剂。总之，

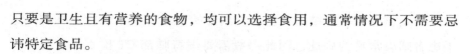

只要是卫生且有营养的食物，均可以选择食用，通常情况下不需要忌讳特定食品。

甲地孕酮是一种激素类药物，可以刺激食欲，增加体重，改善蛋白质合成，因化疗导致营养不良的患者，可以咨询医生，酌情使用。

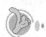

137. 白细胞计数减少会出现什么结果?

白细胞减少也是化疗的常见副作用，尤其是白细胞中的中性粒细胞减少。当中性粒细胞绝对值低于 $0.5\times10^9/L$（中性粒细胞缺乏）时，患者的感染风险显著增加。因此，中性粒细胞减少的患者应该避免到人多的地方，流感季节应该减少外出。不过，大多数情况下，粒细胞缺乏患者的感染起源于自身体内携带的致病原，而并非来自于他人。不洁饮食也是引起感染的重要诱因，粒细胞显著降低的患者，应该避免食用生冷食物。老年患者感染风险进一步增加，患有其他基础疾病的患者，例如慢性肺病或者糖尿病，感染风险也会增加。身上保留着中心静脉导管的患者，粒细胞减少时感染风险也会显著增高，而且，这类患者一旦感染，留置的中心静脉导管很容易成为细菌藏身之地，为了避免感染复发，通常需要将导管拔除。感染风险除了与中性粒细胞数目有关外，也与粒细胞缺乏的持续时间有关，时间越长，感染风险越高。

化疗后中性粒细胞减少患者一旦出现发热，需要立即就医，切勿耽搁，否则极易导致感染播散，也可能引起严重并发症，例如感染性休克等而危及生命。研究证实，中性粒细胞缺乏患者一旦出现发热，是否及时使用抗生素是攸关生死的因素。绝大多数这样的患者需要住院接受治疗，如果出现低血压休克、器官功能障碍等严重并发症，则患者通常需要进入 ICU 接受重症监护治疗。所有粒细胞缺乏伴发热的患者，在第一次使用抗生素之前都应该做血培养，寻找可能的致病菌，以便后期按照细菌培养和药物敏感性结果调整治疗，在获取血样之后，无需等待培养结果，应该立刻开始广谱抗生素治疗。肺部是这类患者感染常见的病灶，因此一般需要进行肺部CT检查，肛门周围也是常见感染病灶之一，因此，患者需要向医生详细说明是否有相应症状。

为了促使中性粒细胞数尽快恢复正常，医生会给予粒细胞集落刺激因子（G-CSF）治疗，本药通常每日一次皮下注射，至中性粒细胞恢复正常后停用。当然，不是所有的中性粒细胞减少患者都需要注射粒细胞集落刺激因子，对于临床症状轻微，预估中性粒细胞会迅速恢复的患者，可以不用粒细胞集落刺激因子，仅仅等待患者自身恢复即可。

138. 淋巴瘤本身和相应的治疗对性功能有什么影响？

淋巴瘤本身及其治疗可以影响患者生理心理，从而影响患者性能力。这种影响的程度与几个因素有关，包括淋巴瘤的分期、临床症状、采用的治疗措施以及患者的心理状态。

性的问题是非常难以启齿的，尤其对于深受东方文化影响的我国患者。然而，如果不进行开诚布公的交流，这个问题无法得到解决。尤其在国内，有必要使患者知道，只要咨询相应的医学专业人士，坚持合理的治疗和安排，多数情况下可以顺利解决这些难题。

由于淋巴瘤本身以及各种治疗都会引起患者疲惫和乏力，因此，性欲降低是患者最常面临的问题。患者需要注意这个问题，避免因此引起焦虑和抑郁等不良情绪，成为家庭不睦的诱发因素。当然，解决这个问题最好的办法，应该是开诚布公地交流。患者及其配偶应该清楚，性欲降低的问题，只是由于病情进展和治疗所致的一过性现象，随着治疗的结束及病情得到良好控制，患者性能力将会顺利恢复至原有水平，因此，不需要为此沮丧和焦虑，应该平和心态，等待治疗的结束。如果确实情绪低下，有抑郁倾向时，应该咨询心理医生，适当进行抗抑郁治疗，有助于控制病情，也有助于解决患者有关性能力的困惑。

放化疗均可能引起女性患者阴道干燥，液体润滑剂可以减少由此引起的不适。此外，也可以采取其他替代方式获得性的愉悦。须知除了直接的阴道性交外，拥抱、爱抚等都是很好地表达爱意的方式，同样可以获得一定程度的愉悦感。

放化疗也可以使患者睾酮水平降低，从而引起男性患者阳痿或者勃起不坚。必要的时候，睾酮替代治疗可以获得一定效果。抗抑郁药物也会适当改善男性性能力。

如果化疗后血白细胞和血小板显著降低，则应该咨询医生的意见，此时不宜强行进行性活动。淋巴瘤不会传染，但是，精液中可能存在小量化疗药物，因此，性交时建议使用避孕套，干细胞移植患者同样建议使用避孕套。

此外，如果能够与配偶开诚布公地交流，双方能够获得充分理解，也可以暂时不进行性活动，待治疗结束后再逐渐恢复。

139. 疲乏都是化疗引起的吗？

多数肿瘤患者都有不同程度的疲乏无力感，严重的时候，甚至于无法起床，无法料理日常生活，从而严重影响患者生活质量。乏力可以由放化疗等治疗引起，也可以由淋巴瘤疾病本身引起。如果是肿瘤本身引起的乏力，其原因并不完全一致，并发贫血是原因之一。心理上抑郁也是淋巴瘤患者疲乏无力的原因之一，适当的抗抑郁治疗可以一定程度上缓解患者的疲乏感。

患者应该将自己的疲乏感觉告知医生和护士，然后由医生安排多种检查，明确疲乏的原因，进行针对性治疗。如果贫血是疲乏的主要原因，必要时可以输血。注射促红细胞生成素（EPO）也有助于改善贫血，促红细胞生成素是由肾脏产生的物质，可以进入骨髓刺激红细胞生成。肾衰竭时，促红细胞生成素的生成量不足，可以导致肾性贫血。促红细胞生成素最初主要用于治疗肾性贫血，对于淋巴瘤患者这样的慢性病贫血，促红细胞生成素也有一定效果，但是所用剂量要比治疗肾性贫血时大得多。需要注意促红细胞生成素治疗的不良反应，高凝所致的血栓倾向是一个，对肿瘤细胞生长会不会有促进作用也是另一个需要担心的问题。

保证足够的热卡和水分摄入对于缓解疲乏非常重要，维持电解质稳定也很关键。低血钾和低血钠会使患者出现明显的疲乏感，香蕉、橙子等水果含有较多钾，患者可以适当增加摄入。

合理安排日常活动和睡眠休息也是避免疲倦的重要措施，适当增加睡眠可以缓解疲劳，但是，如果白天过度睡眠，也可能影响患者夜间的睡眠质量，因此，合理安排白天的体能锻炼和夜间的睡眠，可以很好地缓解疲劳。

140. 化疗会引起出血吗？

化疗可以引起出血，主要原因是化疗药物引起的血小板减少；此外，某些药物会引起凝血机制异常，同样也可以引起出血倾向，例如门冬酰胺酶；第三，治疗一些特定部位的淋巴瘤时，非常容易引起出血，例如胃肠道淋巴瘤，化疗会引起局部肿瘤的坏死和出血。化疗后定期监测血常规非常重要，如果血小板严重降低或者由此引起出血，应该适时给予血小板输注治疗。皮肤青紫、大便变黑等都是常见的出血症状，患者应该保持警惕，随时通知医生。血小板降低时，应该避免摔倒、磕碰、剧烈的体育活动等，应该暂缓剃须、剪指甲、剔牙等。口腔护理最好采用软毛牙刷。血小板严重降低时，应该严格控制血压，任何引起血压波动的情况都应该避免，否则有可能引起严重的内脏出血。保持大便通畅也很重要，是预防严重内脏出血的重要措施，如果大便干结，排便用力过度，有可能导致颅内压升高而引起脑出血。

141. 什么是放疗？

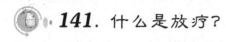

放疗是采用放射线方式杀伤肿瘤细胞或阻止其生长的治疗方法。肿瘤细胞较正常细胞生长迅速，因此更容易被放射线杀伤。当然，对照射部位附近的正常组织，放射线也会有一定程度的杀伤作用。使用合适的剂量，既能获得对肿瘤组织的杀伤，也能尽可能避免对正常组织的过度杀伤，这是理想的放疗方式，也是放射医生的职责。正式放疗开始之前，需要先做模拟照射，目的是确定和标记照射的范围，不需要照射的部位则用铅衣进行保护性遮盖。放射治疗需要分次进行，以免单次剂量过大引起不良反应，所以，每次治疗可能仅仅持续数分钟，而完成总疗程可能需要一个月左右的时间。

正式放疗开始之前，患者需要与放疗医生进行充分的交流沟通。放疗医生通常会了解患者的详细情况，慎重评估治疗的获益和不良反应，最终制订合理的放疗方案。

通常情况下，放疗是一种局部治疗，适用于病变范围局限的患者。射线照射的部位称为放射野。全身放疗（TBI）是针对全身的射线治疗，在照射全身病灶的同时，会对患者正常细胞组织造成严重杀伤，必须要有干细胞支持才能顺利完成这个治疗，所以，全身放疗成为造血干细胞移植前的标准预处理方案。

142. 淋巴瘤患者何时需要放疗？

放疗是淋巴瘤治疗的有效措施，对于早期淋巴瘤病例，或者惰性淋巴瘤患者，单独使用放疗可以获得较好疗效。对于霍奇金淋巴瘤患者，因为病变通常由局部向邻近组织播散，很少跳跃性传播，因此，放疗同样非常重要。如果准备单独采用放疗，准确分期非常必要，只有确定为早期局限性病例时，才能采用单独放疗的治疗方式。

对于侵袭性非霍奇金淋巴瘤患者，放疗通常不作为单独治疗方式，仅仅在化疗的同时作为辅助治疗手段。实际上，对于适合的患者，使用放疗可以减少最终化疗的疗程数量，从而避免过多化疗引起的不良反应。放疗最常用于巨大淋巴瘤病灶，在化疗使病情获得较大程度缓解后，通过对原有巨大病灶的区域进行额外放疗，可以显著降低疾病复发的风险。

此外，对于特殊部位的淋巴瘤，放疗可以迅速控制病情，从而缓解局部病灶引起的压迫和疼痛等症状。例如对于脊髓附近的病灶，由于存在压迫神经引起瘫痪的危险，局部放疗可以迅速缓解这种压迫症状，相反，如果采用化疗等其他方案，由于起效较慢，可能导致永久无法恢复的神经损伤。

143. 放疗有哪些副作用？

放疗不会引起疼痛，通常也不会使患者接受过大的辐射损伤，但是，患者可能面临其他一些副作用。如果放疗引起副作用，其表现和程度通常与患者接受放疗的部位有关，此外，放疗剂量、是否同时接受化疗也是影响因素之一。放疗引起的副作用通常局限在接受治疗的局部区域，偶尔也会波及其他部位。患者应该将所有症状尽可能详细地告知医生，通常情况下，多数副作用可以获得控制。同时，患者也需要了解，副作用引起的不适虽然不可避免，但多数情况下仅为暂时性的，治疗结束后，不适症状会逐渐减轻甚至消失。

放疗部位表面的皮肤容易出现干燥、刺痛等副作用，治疗早期，局部皮肤看上去可能如同日光晒伤一样，红肿且伴有瘙痒，后期则会出现皮肤脱屑。为了避免过度损伤，皮肤局部应该保持清洁，可以使用温水和柔和的清洁剂，也可以使用一些润肤露和药膏。如果没有医生的批准，患者应该避免使用其他化妆品、香水和擦粉等，因为这些物质可能加重放疗引起的局部皮肤损伤。在放疗期间和放疗结束后很长一段时间，放疗局部都应该避免日光照射。

头部放疗也会引起脱发，通常情况下是暂时性的，剂量较大时可能导致永久性脱发。如果放疗区域不包括头部，则通常不会引起脱发。

疲乏虚弱是放疗另一个常见副作用，随着放疗的持续进行，这种症状逐渐加重，甚至于治疗结束之后，这种症状还会持续相当长一段时间。感染、贫血、脱水等其他放疗副作用会进一步加重疲乏和虚弱症状，对这些临床问题进行相应的治疗，可以减轻疲乏症状。减少白天活动、保证夜晚的充足睡眠也有助于缓解疲乏。均衡丰富的饮食、适当的体能锻炼同样重要，尤其是慢走和缓和的锻炼，对保证治疗的顺利进行和患者的尽早康复很有帮助。必要的时候，可以咨询体能锻炼专业人士的意见。

放疗可以影响患者食欲，严重时引起恶心呕吐等症状。头颈部放疗可能导致咽喉疼痛和口腔干燥，后者主要是唾液腺损伤的结果。局部放疗也会引起食管损伤，可能出现吞咽困难和烧心等，如果出现这些症状，患者应该避免食用坚硬的食物，必要时服用商品化胃肠营养液。应该避免食用橙类水果和果汁，因其可引起较重的刺激性症状。口腔干燥可以通过多饮水减轻症状，也有商品化类唾液产品可作为替代治疗。

144. 淋巴瘤患者需要做腰椎穿刺和鞘内注射化疗吗？

淋巴瘤可以侵犯中枢神经系统，也就是脑和脊髓。肿瘤可以位于脑实质，也可以侵犯到脑和脊髓表面，从而导致脑脊液出现异常，因此，通过腰椎穿刺取出少量脑脊液做检查，可以明确脑和脊髓表面是否受到淋巴瘤侵犯。对于淋巴瘤侵犯中枢神经系统风险极高的患者，或者已经确诊的患者，腰椎穿刺的目的还包括将治疗药物注入位于蛛网膜下腔的脑脊液中，通过药物的逐渐弥散，达到治疗脑脊髓表面肿瘤的效果。按照淋巴瘤的生物学行为，侵袭性越高，侵犯中枢神经系统的可能性越高，越需要腰椎穿刺和鞘内注射治疗。一般而言，淋巴母细胞淋巴瘤、伯基特淋巴瘤等高侵袭性淋巴瘤必须做腰椎穿刺鞘内注射，结外侵犯数目较多的弥漫大B细胞淋巴瘤也必须做，特殊部位，例如侵犯鼻咽、乳腺、男女生殖器等的弥漫大B细胞淋巴瘤患者，中枢神经系统受侵犯的可能性也很大，因此也需要做腰椎穿刺鞘内注射。

145. 腰椎穿刺和鞘内注射化疗需要注意什么？

腰椎穿刺和鞘内注射相对安全，但部分患者不适宜做这个检查和治疗，例如可疑高颅压、脑疝、休克等危重患者，穿刺部位有炎症、严重的凝血功能障碍等情况时。腰椎穿刺和鞘内注射后如果出现头痛，可能是低颅压综合征的表现。低颅压指侧卧位脑脊液压力在0.58~0.78kPa（60~80mmH_2O）以下，多因穿刺针过粗，穿刺技术不熟练或术后起床过早，使脑脊液自脊膜穿刺孔不断外流所致。患者于坐起后头痛明显加剧，严重者伴有恶心呕吐或眩晕、昏厥，平卧或头低位时头痛症状即可减轻或缓解，少数尚可出现意识障碍、精神症状、脑膜刺激征等，症状可持续一至数日。所以，腰椎穿刺后患者需要去枕卧位4~6小时，以免出现头痛等不适。由于直接将药物注入脑脊液，所以鞘内注射使用的药物要求很高，一方面需要高纯度药物，尽可能避免混有杂质；另一方面，只有非常有限的几种药物适合用于鞘内注射，例如甲氨蝶呤、阿糖胞苷和地塞米松等。

五 淋巴瘤的其他治疗

介绍淋巴瘤除放化疗之外的其他治疗方法，例如新药治疗、经验性治疗和替代治疗。

146. 什么是免疫治疗？

免疫治疗是一种生物治疗，机体的免疫系统是一个复杂、平衡、有机的统一整体，正常情况下，机体发挥自身的免疫调节作用，抵抗外来微生物的感染、消灭机体发生癌变的细胞、消除自身反应性淋巴细胞而防止自身免疫性疾病的发生。如果机体免疫功能低下或者亢进，则会导致免疫缺陷、肿瘤或自身免疫性疾病的发生。针对机体低下或亢进的免疫状态，人为地增强或抑制机体免疫功能，以达到治疗疾病目的的治疗方法称免疫治疗。目前临床上常用的免疫治疗方法包括单克隆抗体治疗、放射免疫治疗、疫苗治疗以及异基因造血干细胞移植治疗。

147. 什么是单克隆抗体？

单克隆抗体简称单抗，是由单克隆浆细胞产生的抗单一表位的高度特异性抗体。每一种抗体的基本结构都类似字母“Y”形，这样的结构使抗体能够有效抵抗各种感染，也可以使之有效治疗多种恶性肿瘤。抗体“Y”形结构前端类似于手臂样张开的部分，具有特殊的氨基酸序列，这些氨基酸序列可以与相应的特征性蛋白质（所谓“抗原”）结构紧紧结合在一起。抗体“Y”形结构的后端，类似单腿站立的部分，负责连接免疫系统的其他细胞，从而激发一系列后续反应。抗体在正常免疫系统中发挥重要作用，是抵御各种感染的重要机制。

抗体是由浆细胞产生的，而浆细胞则是B细胞分化成熟的最终阶段。每一个浆细胞仅可以分泌一种抗体，结合一种特征性抗原。抗原通常是细胞表面的蛋白质，身体免疫系统通过识别这些抗原来判断这些细胞的身份，如果是正常的自身细胞，免疫系统不会进行攻击，如果是异常的抗原成分，则免疫系统会进行攻击并清除这些异常成分。

148. 利妥昔单抗（美罗华）的使用有什么注意事项？

利妥昔单抗（美罗华）需要经过静脉滴注给药，通常情况下，需要首先以较低速度开始，如果患者没有特殊不适，以后每30分钟增加1倍的速度，通常增加到初速度的4倍后就不再继续提高，维持该速度直至滴注结束。第一次使用利妥昔单抗时，部分患者可能出现寒战、发热、皮疹等过敏反应，严重时甚至出现过敏性休克、喉头水肿等，因此，首次使用利妥昔单抗的初速度应该更低，提速应该更加缓慢。为了减轻这些副作用，通常在利妥昔单抗输注之前，合用苯海拉明、对乙酰氨基酚、地塞米松等药物。一旦出现副作用，必须减慢滴注速度或者暂停使用，等副作用消失后再缓慢地重新开始给药。

作为单一药物使用时，利妥昔单抗通常每周1次，连续4次为1疗程，个别时候可以连用8次。与其他联合化疗方案合用时，疗程安排与具体联合的方案一致。利妥昔单抗长期使用副作用轻微，通常无需特殊关注。合并乙型肝炎的患者，长期使用利妥昔单抗可能导致乙肝病毒活化，可以引起肝炎加重，甚至出现暴发性肝炎而危及生命，因此，对于慢性乙型肝炎患者，使用利妥昔单抗时需要密切监测乙肝病毒 DNA 拷贝数，同时预防性加用抗病毒治疗。

149. 什么是淋巴瘤疫苗？

接种疫苗可以防止病毒或者细菌等病原微生物感染，这是广为人知的医学常识，但是，通过疫苗接种来预防或者治疗恶性肿瘤，则是比较鲜为人知的医学技术。实际上，这种治疗肿瘤的思路已经被学者们研究探索了很多年，理论上将是彻底根治恶性肿瘤的希望所在，只是由于技术上的一系列困难，因此至今尚无突破性进展。

预防和治疗疾病的机制方面，疫苗可以作为不同于受者自身成分的“异常”物质，刺激受者免疫系统活化，识别并清除与疫苗相似的“异常”物质。因此，如果希望清除肿瘤细胞，就需要寻找类似于肿瘤细胞的物质作为疫苗。肿瘤细胞的组成成分与正常细胞存在相同之处，但是也有区别，尤其是肽和蛋白质分子的不同。这种不同物质就可以作为肿瘤抗原。肿瘤抗原可以分为肿瘤特异性抗原（TSA）和肿瘤相关性抗原，前者只存在于肿瘤细胞，而正常细胞不表达；后者则是在正常细胞含量较少，而主要存在于肿瘤细胞中的抗原。肿瘤特异性抗原可作为肿瘤疫苗的靶抗原，例如染色体易位产生的融合基因 BCR-ABL、MAGE1 等。但是这些抗原的应用都面临同样的难题，即无法克服宿主对天然肿瘤特异性抗原分子产生的免疫耐受，因此难以保证持续高效地激活免疫系统。

150. 什么是淋巴瘤的细胞治疗？

广义上说，造血干细胞移植本身，以及移植后常用的供者淋巴细胞输注（DLI）都属于细胞治疗的范畴。

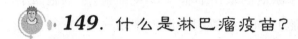

自体免疫效应细胞过继免疫疗法的主要过程如下，取自体淋巴细胞，经体外增殖、激活后回输，使效应细胞在患者体内发挥抗肿瘤作用。目前这类常用的治疗方法包括细胞毒T细胞（CTLs）、自然杀伤细胞、巨噬细胞、淋巴因子激活的杀伤细胞（LAK细胞）、细胞因子诱导的杀伤细胞（CIK细胞）和肿瘤浸润性淋巴细胞（TIL）等，但是，其体外扩增能力较低，体内杀肿瘤细胞活性不高，故临床推广受到限制，还不能显示出理想的效果。近年来，嵌合抗原受体修饰后的T细胞（CART细胞）显示出极为显著的抗淋巴瘤效应，可以使传统治疗失败的晚期慢性淋巴细胞白血病患者获得几乎根治的疗效，从而成功开创了细胞治疗的新领域，在不进行异体干细胞移植的情况下，使淋巴瘤有可能获得治愈的机会。但是，这种治疗目前仅限于研究阶段，还需要克服一些难题，才有可能在普通患者群中进行推广，其中最严重的并发症是治疗后可能出现的严重肿瘤溶解综合征。

抗原提呈细胞（APCs）包括树突状细胞（DC）、巨噬细胞、B细胞等，在免疫应答的诱导中具有十分重要的作用，其中树突状细胞是已知体内最强的专职抗原提呈细胞，是目前用作肿瘤治疗的重要细胞类型。与其他抗原提呈细胞不同，树突状细胞最大的特点是可以直接刺激初始T细胞增殖活化，而巨噬细胞、B细胞仅能刺激已活化T细胞或记忆性T细胞，因此树突状细胞是机体免疫应答的始动者，当肿瘤抗原接触树突状细胞后，经过树突状细胞加工提呈给淋巴细胞，可以激起免疫应答，最终杀灭肿瘤细胞。树突状细胞治疗的过程如下：从患者血中提取单个核细胞，在体外通过细胞因子诱导分化为树突状细胞，然后用特殊处理使这些树突状细胞携带肿瘤抗原信息，将这些处理过的树突状细胞输回患者体内，从而激活患者自己的免疫系统，达到治疗肿瘤的效果。这个过程其实属于肿瘤疫苗的范畴，这样的疫苗被称为树突状细胞疫苗。这类治疗同样仅限于临床研究范畴，目前，抗肿瘤效应的有效性和持续性还是难以解决的问题。

151. 什么是干细胞移植？

干细胞移植是以超高剂量放化疗为预处理措施，然后辅于自身或者正常供者干细胞作为支持的一种治疗，造血干细胞是存在于骨髓的早期造血细胞，它可以分化为粒细胞、红细胞、血小板等成熟血细胞。根据干细胞采集部位不同，分为骨髓移植、外周血干细胞移植、脐血移植；根据提供干细胞来源的不同，分为自体移植和异基因移植；根据预处理强度的不同，可以分为标准预处理强度移植和减低预处理强度移植。

自体干细胞移植的主要治疗措施其实是超高剂量的放化疗，然后将之前储存的自身干细胞回输给患者，其目的只是为了解救高强度放化疗后引起的严重骨髓抑制。异基因移植后，正常供者的淋巴细胞可以在患者体内生根发芽，通过免疫机制杀伤受者身上的肿瘤细胞，因此，在恶性血液病的治疗方面，异基因移植疗效比自体干细胞移植要好，不过，异基因细胞对受者的正常细胞也会有杀伤，造成所谓“移植物抗宿主病”，轻则影响患者生活质量，重则可以致命。为了降低异基因移植后的排异和移植物抗宿主病发生率，需要检测供受者的白细胞抗原（即所谓人类组织相容性抗原，HLA 抗原），尽可能安排具有相同抗原类型的供受者进行移植，而且移植后患者需要服用一段时间的抗排异药物。由于异基因干细胞移植面临排斥、移植物抗宿主病、感染等严重问题，所以风险比自体移植大得多，高龄或者一般状况较差的患者不宜采用。

152. 为什么外周血造血干细胞移植可以替代骨髓移植？

移植需要获得发育早期的造血细胞，这种造血“干细胞”正常情况下只存在于骨髓中，仅有极少数可以释放到外周血里，所以最早的移植方法都是通过采集骨髓干细胞进行的。采集骨髓操作繁琐，供者需要承受较大痛苦，采集效率较低。医学界后来发现，通过特殊方法，例如化疗和（或）细胞因子治疗，可以将骨髓干细胞从骨髓中动员到外周血里，而且，外周血的造血干细胞比例可以增加数十甚至上百倍，通过血细胞分离技术，可以将外周血中的造血干细胞分离出来供移植用。由于外周血干细胞采集过程痛苦小、采集效率高，因此目前多数移植干细胞来源于外周血。

153. 为什么移植可以治疗淋巴瘤？

移植治疗淋巴瘤的机制主要有两个，首先，由于有造血干细胞的支持，患者可以接受超高剂量放化疗。如果没有造血干细胞的支持，被称为“预处理”的超高强度放化疗可能导致患者死亡，造血干细胞移植则使患者可以安全地接受“预处理”级别的强烈治疗，最终获得超越常规剂量化疗的效果。其次，异基因造血干细胞移植后，患者体内除了输入正常供者造血干细胞，同时也会输入正常供者的淋巴细胞、自然杀伤细胞等多种免疫细胞，正常供者的免疫细胞会识别和攻击患者体内的肿瘤细胞，这种免疫攻击被称为“移植物抗淋巴瘤效应（GVL）”，从而对肿瘤细胞进行额外杀伤，有可能治愈多种淋巴瘤类型。不幸的是，除了对肿瘤细胞的移植物抗淋巴瘤效应外，供者的淋巴细胞也会攻击和杀伤患者正常细胞和组织，这种情况被称为移植物抗宿主病（GVHD）。移植物抗宿主病主要影响患者皮肤、肝脏和胃肠道，其他多种器官脏器也会受到影响。程度不重的移植物抗宿主病可以通过免疫抑制治疗获得良好控制，程度严重者则可能免疫抑制治疗无效，可能因此导致患者死亡。尽管近年来移植技术进步较大，治疗移植物抗宿主病的新药新方法层出不穷，但移植物抗宿主病仍然是异基因移植患者致死的重要原因之一。相对而言，移植物抗宿主病在老年患者中发生率较高，治疗难度较大，患者耐受性更差，因此，异基因移植通常对患者年龄有较严格的限制。移植物抗淋巴瘤效应与移植物抗宿主病效应都只见于异基因移植，在自体移植中则不存在这样的问题，因此，自体移植安全性较高，老年患者也容易耐受，但由于不具有移植物抗淋巴瘤效应，因此，自体移植的疗效仅依赖于超高剂量的“预处理”，不具有移植物抗淋巴瘤效应这样的免疫杀伤作用，因此对恶性血液病患者的疗效稍差。异体移植由于具有移植物抗淋巴瘤效应，其疗效不仅仅依赖超高强度的“预处理”，而更多地依赖移植物抗淋巴瘤效应来杀伤肿瘤细胞，因此，近年来降低预处理强度异基因移植（RIC 移植）逐渐推广，对于不能耐受标准强度“预处理”的老年或者体弱患者，这种降低预处理强度移植更加安全有效，为这一类患者争取到治愈的机会。

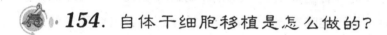

154. 自体干细胞移植是怎么做的？

通常将自体干细胞移植分为下面几个步骤，首先，需要做全面的身体检查，尤其是心、肺、肾、肝等重要脏器功能的评估，了解患者是否能够耐受高剂量放化疗和骨髓抑制期的各种并发症。第二步是动员，即将骨髓中的造血干细胞驱赶到外周血，通常单独或者在细胞毒化疗后使用粒细胞集落刺激因子（G-CSF）可以将骨髓中造血干细胞动员到外周血里，近年来，新的干细胞动员剂（普乐沙福，Plerixafor）与粒细胞集落刺激因子合用可以明显提高动员效率。一旦外周血中造血干细胞数量达到理想水平，就可以进行干细胞采集，即通过血细胞分离机将外周血单个核细胞分离出来，而将不需要的红细胞、血小板和血浆等成分输回患者体内，最终获得 100ml 左右的采集物，其中含有较多的造血干细胞。通常一次采集需要 4～6 个小时，如果不能获得足够的造血干细胞，则需要连续数天重复采集过程，直至获得移植所需的细胞数量。如果动员后外周血干细胞数目较低，即使增加采集次数也可能无法获取足够数量的干细胞，也就是动员失败，可能需要放弃采集，择机再次动员。

采集后的干细胞需要超低温冷冻保存，直至正式移植时复温后使用。为了避免超低温损伤造血干细胞，需要在采集后的干细胞中加入一种被称为二甲基亚砜的保护剂，处理好的干细胞保存期与保存温度相关，如果放在-80℃的超低温冰箱，保存2年以内的细胞通常可以安全使用；如果放在更低温度的液氮中，则可以永久保存。

干细胞采集后，患者可以进入正式移植程序，首先进行大剂量放化疗（所谓的“预处理”），在预处理结束约24小时后，即可将低温保存的干细胞回输给患者。低温干细胞取出后需要先进行复温，复温后的干细胞通过静脉注射迅速回输入患者体内时，冻存保护剂二甲基亚砜会通过患者的呼吸挥发出来，散发出特殊的大蒜样味道。回输后不久，患者即进入骨髓抑制期，此时外周血细胞数量显著降低，其中粒细胞和血小板可能降至零，患者需要治疗感染、出血等多种并发症，酌情输注血小板、红细胞等细胞成分。大约10天，回输后的造血干细胞植活，外周血细胞数目将逐渐升高并恢复至正常。

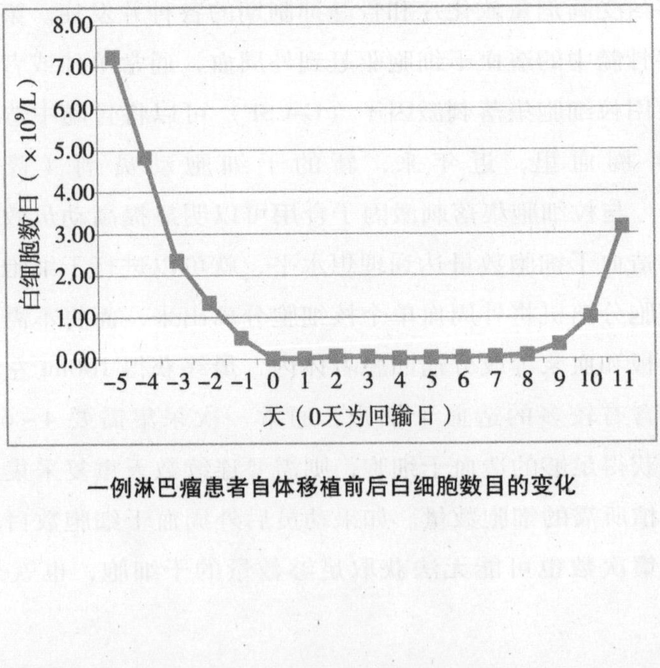

一例淋巴瘤患者自体移植前后白细胞数目的变化

155. 自体移植常见并发症有哪些？

自体干细胞移植已经是较为成熟的治疗方式，绝大多数移植中心植入成功率接近100%，移植相关死亡率多低于2%。移植过程中虽然有很多并发症，但是真正危及生命的并发症较少。国内移植医院目前仍然将移植患者安排进入层流洁净病房，目的是减少感染风险，实际上，多数感染来源于患者体内原有寄生菌，与环境关系不大，因此，国外医疗机构已经逐渐放弃层流病房，改用单间进行移植治疗，有的中心甚至在门诊安排自体移植，只有出现并发症的患者才安排入院观察治疗。

无论是采集还是回输，患者需要一条通畅的静脉通路，因此，多数患者需要植入和保留中心静脉导管。导管相关的常见并发症均有可能出现，例如导管相关感染、血栓、出血、空气栓塞等。

外周血动员时，由于使用粒细胞集落刺激因子，粒细胞迅速升高可能引起患者全身骨痛，这种疼痛可以很轻，也可能严重到需要使用强效止痛药的程度，患者如果有症状，应该及时与医生联系，采用合理的对症治疗。干细胞采集时，除了静脉穿刺外，整个过程不会引起疼痛。由于进入血细胞分离机的血液需要抗凝，通常使用的抗凝剂枸橼酸钠会逐渐降低患者的血钙。低血钙可以引起手足和颜面发麻，严重时引起低钙性抽搐。调整分离机速度或者给予葡萄糖酸钙有助于改善这些症状，因此，患者需要知悉这些情况，有症状时及时告诉医护人员。尽管是选择性采集干细胞，仍然难免同时采集到一定数量的血小板，所以患者血小板可能会进一步降低，严重时需要输注单采血小板。

预处理时的高剂量放化疗也会引起各种不良反应，恶心和呕吐可以非常严重，需要采取积极的止吐治疗。脱发也非常常见，因此，预处理前通常需要剃光头发。整个消化道都有可能因为高剂量放化疗出现溃疡，从而产生多种症状，例如口腔溃疡引起疼痛、食管溃疡引起的烧心，肠道溃疡引起的腹痛、腹泻、肛周疼痛等。不同预处理方案引起这些症状的程度不同，相应的对症治疗可以一定程度上改善症状，例如注意口腔卫生、坚持定期漱口等，但是不能完全避免。其他脏器功能也可能受到预处理影响，例如心脏、肺、肝、肾和膀胱等，因此，移植过程中，每天都需要进行各种体检、血液检查以及必要的特殊检查等。预处理相关不良反应甚至可能在患者回家后才出现，其中尤其需要注意卡莫司汀（BCNU）引起的药物性肺炎，这种肺炎表现为干咳、气短、发热等，最长可以在移植后一年才发生，早期应用皮质激素可能有效，因此，一旦发生这种症状，患者需要尽快与医生联系。

自体造血干细胞移植后不会出现移植物抗宿主病（GVHD），不需要服用免疫抑制剂，而且，一旦植入成功，患者再度发生各种感染的风险较低，所以住院时间较短，植入后可以尽早出院回家。

156. 血型不合的人可以做异体造血干细胞移植供者吗？

从健康供者获得造血干细胞，输入到已经接受过预处理的患者体内，最终供者造血干细胞在患者体内生根发芽，形成所有外周血细胞成分的过程就是异体造血干细胞移植。针对某个特定的患者而言，并不是任何一个人都可以作为健康供者，以往认为，供受者之间只有人类白细胞抗原（HLA）配型相合者才可能进行异体移植。近年来发现，通过特殊的免疫调节治疗，不全相合或者半相合的亲属也可以作为供者成功完成异体移植。

人类白细胞抗原（HLA）与红细胞抗原系统无关，而普通群众熟知的“血型”通常就是指红细胞抗原系统，其中最主要的分型就是ABO血型，因此，对于异体造血干细胞移植而言，供、受者之间如果

ABO 血型不合，一样可以完成异体造血干细胞移植。如果 ABO 血型不合，移植后受者血型将逐渐转变为供者的血型。

157. 什么是 HLA 系统?

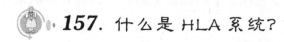

人类白细胞抗原（HLA）系统由多种蛋白质成分构成，存在于人体绝大多数细胞的表面。每一个人具有 6 对 12 个不同的蛋白质分子，一半来自父亲，一半来自母亲，因此，理论上父母与子女之间只能是一半相同（半相合），只有同胞兄弟姐妹之间才有可能完全相合，每一对兄弟姐妹间，人类白细胞抗原配型完全相合的概率是 25%。同卵双生的双胞胎是一种特殊类型的异体移植，因为这种双胞胎由共同的受精卵分化发育而来，不仅人类白细胞抗原配型相同，而且其他所有的基因序列也完全相同，因此这种类型移植被称为异体同基因移植，其结果类似于自体移植，患者不会出现排斥和移植物抗宿主病，同样也就不存在移植物抗肿瘤效应。

人类白细胞抗原系统检测非常简单，抽取少量外周血送检即可。人类白细胞抗原检测方法很多，以往常用血清学方法，仅能对不同分子做粗略区分，即所谓“低分辨”；目前多采用聚合酶链反应（PCR）的分子学方法，可以区分不同分子的细微差别，即所谓“高分辨”。对于无关供者，必须根据高分辨结果进行选择，而对于同胞供者，通常情况下，低分辨全合也就意味着高分辨也会是全合的。

如果同胞间没有相合的供者，可以到中华骨髓库寻找相合的无关供者，甚至于可以到海外骨髓库进一步寻找可能的无关供者。脐血也是异体移植可选的来源之一，由于单份脐血干细胞数量较少，不适合体重较大的成人患者使用，因此近年来研究发展了双份脐血移植技术，已经可以在较大体重的成人患者中顺利进行脐血移植。

异体与自体造血干细胞移植不良反应差异很大，其原因很多，一方面，为了将供者干细胞植入患者体内，必须对患者采用强力免疫抑制治疗，因此导致患者免疫力极度低下，从而引起多种少见致病原导致的感染；另一方面，供者干细胞植活后，外来淋巴细胞对受者正常细胞出现免疫攻击，即所谓急慢性移植物抗宿主病，这会显著影响患者的生活质量。

158. 异体造血干细胞移植是怎么做的？

异体与自体造血干细胞移植有较大差异，需要供者与患者之间做非常周密的配合，在同胞之间这种配合容易做到，对于无关供者而言，完成整个过程需要移植中心周密的安排。按照目前中华骨髓库规定，基于保护无关供者的原则，供者与患者必须在不同的移植中心接受采集和回输干细胞的操作过程，双方在移植后2年内不允许会面。目前大多数正常供者通过外周血采集造血干细胞，因此需要接受粒细胞集落刺激因子的动员，少数正常供者依然采用外科手术方式获得骨髓造血干细胞。造血干细胞采集完毕后，可以在72小时之内运至患者就诊的医院进行输注。干细胞采集之前，正常供者需要进行必要的身体检查，其中巨细胞病毒、EB病毒血液学检查尤为重要。患者在接受干细胞输注前需要先进行“预处理”，预处理通常由高剂量化疗和（或）全身放疗（TBI）组成，目的在于清除患者的骨髓造血干细胞成分，为供者造血干细胞植入腾出空间，同时，预处理还可以强烈抑制患者免疫能力，从而避免排斥供者细胞成分。

预处理期间，止吐和输液治疗非常重要。预处理后，通常需要休息1天，以便清除体内的化疗药物。随后的1天被称为0天，也就是将采集到的正常供者干细胞输入患者体内的日期。此后一段时间，需要耐心等待，输入的干细胞在患者体内生根发芽，在此期间，患者外周血多种细胞数目将显著降低，会面临严重感染、出血、贫血等多重风险，需要住院进行针对性治疗，例如血小板和红细胞输注，各种抗生素和抗真菌药物的治疗等。化疗和全身放疗通常可以引起严重的口腔黏膜炎，表现为明显的口腔溃疡、疼痛等，严重时需要吗啡等强效止痛治疗。

经过10~14天，来源于供者的血细胞成分开始出现并逐渐增多，有时候这个过程需要大约3周的时间，如果是脐血移植，这个过程需要更长的时间。首先出现的通常是白细胞，一般可以在数日内迅速恢复至正常。血小板的恢复会比较晚，而红细胞恢复时间可能最晚，部分非清髓移植的老年患者甚至可能长达数年红系才会植入。随着供者细胞成分的植活和生长，移植物抗宿主病的风险逐渐增加。如果患者和供者红细胞血型不一致，随着红系的植活，患者血型会逐渐转变为供者血型。

159. 什么是移植物抗宿主病?

异体造血干细胞植活后，来源于供者的淋巴细胞可能将患者正常细胞识别为异物，从而对其进行攻击和杀伤，由此引起的一系列临床表现即称为移植物抗宿主病（GVHD）。移植物抗宿主病是造血干细胞移植的特殊并发症，是外来淋巴细胞对受者自身细胞免疫攻击和排斥的结果，其他实体器官（例如肝、肾等）移植时，由于没有外来淋巴细胞进入供者体内，因此，除了受者对植入的实体器官具有免疫攻击（即“排斥”）作用外，不会出现移植物抗宿主病这样的情况。按照起病时间和临床表现的不同，移植物抗宿主病可以分为急性和慢性两种。

160. 如何预防和治疗急性移植物抗宿主病?

急性移植物抗宿主病一般在干细胞植入和移植后100天内出现，皮疹、腹泻和肝脏功能损伤是主要临床表现，如果治疗不够及时，严重时可以导致患者死亡。所有异体移植的患者都需要预防急性移植物抗宿主病，环孢素和甲氨蝶呤联合使用是传统的预防方案，他克莫司、西罗莫司、吗替麦考酚酯等新药也很常用。一旦出现急性移植物抗宿主病，需要对病情严重程度进行评估分级，按照皮疹、腹泻量和肝功能结果分为4级。如果仅仅为1级病变，可以不进行治疗干预，因为移植物抗宿主病通常合并移植物抗淋巴瘤效应（GVL），如果移植物抗宿主病病情不重，保留移植物抗宿主病的同时，可能也会保留移植物抗淋巴瘤作用，从而有益于对肿瘤的控制。但是，如果移植物抗宿主病程度严重，则需要积极治疗，否则可能危及生命。

皮质激素是急性移植物抗宿主病的首选治疗，前述多种预防药物也可用于治疗。抗胸腺细胞球蛋白（ATG）和抗淋巴细胞球蛋白（ALG）是一线治疗失败后的常用药物，抗CD25单抗也是目前常用的治疗药物。然而，这些药物价格昂贵，并且不良反应较多，尤其是多种机会性感染的风险显著增加，因此，对于严重急性移植物抗宿主病来说，预防远比治疗重要。

161. 慢性移植物抗宿主病会有什么表现？

慢性移植物抗宿主病通常在移植100天后发生，可以直接由急性移植物抗宿主病发展延续而来，也可以在没有急性移植物抗宿主病的情况下自行发生。慢性移植物抗宿主病临床表现更为复杂，可以影响到几乎全身任何组织器官。口眼干燥是非常常见的表现，皮肤增厚也是常见表现，严重时可以导致关节屈伸困难。肝、肺、肠道等内脏也是慢性移植物抗宿主病经常影响的部位。慢性移植物抗宿主病的治疗与急性类似，不过，很多器官脏器慢性移植物抗宿主病的治疗非常困难，例如皮肤、黏膜和肺部病变等，通常只能进行对症治疗而无法根本治愈。对于这类难治性慢性移植物抗宿主病，沙利度胺、抗CD20单抗、伊马替尼等药在部分研究中显示出一定疗效。

162. 老年和体弱患者也可以做异体移植吗？

传统移植需要首先进行强烈化疗，清空受者骨髓中造血组织，然后输入准备好的干细胞，最终重新建立造血系统。由于高剂量放化疗会引起严重不良反应，传统移植患者死亡率较高，因此，传统移植不适用于老年和器官功能不全的患者。降低预处理强度移植是针对这种缺点设计的改良技术，又称为“迷你移植”“小移植”或者“非清髓干细胞移植”。这种方法可以降低预处理治疗强度，不需彻底清除受者骨髓，而是采用强效免疫抑制联合减量的放化疗手段，组成非清除性预处理方案，移植后先形成供者和受者造血细胞共存的嵌合状态，诱导供受者淋巴细胞双向免疫耐受，也就是双方细胞互不侵犯的共存状态，在此基础上，通过供者淋巴细胞输注（DLI），进一步维持这种嵌合状态，或者使这种两者细胞混合的嵌合状态转变为供者细胞完全植入的状态。移植及其后的淋巴细胞输注可以促使供者免疫活性细胞重建免疫功能，诱导和发挥移植物抗肿瘤效应，最终成功治愈恶性肿瘤。从传统清髓移植转换至更为复杂的生物学治疗，大大减轻放化疗的毒副反应，降低移植相关死亡率，这是降低预处理强度移植的优点。降低预处理强度移植不需要超大剂量放化疗，年龄较大的患者或者脏器功能受损者均能够承受。总而言之，降低预处理强度移植不但提高了安全性，也扩大了移植适应证的范围，因此其应用越来越广泛。

163. 淋巴瘤患者什么时候需要移植？

淋巴瘤患者何时需要移植，需要采取何种方式移植是一个复杂的问题，淋巴瘤类型、对前期治疗的反应、患者年龄、全身状况等都会影响抉择，其中淋巴瘤类型是最重要的决定因素。

对于惰性淋巴瘤，由于患者通常年纪较大，因此多数患者无法承受标准的清髓异体移植，降低预处理强度移植可能为这些患者提供一个治愈疾病的机会。通常首选人类白细胞抗原相合的同胞供者，无关供者也可以考虑，但是，无关供者通常无法多次提供造血干细胞，无法在降低预处理强度移植后进行淋巴细胞输注，因此不是理想的选择。

自体移植是多数惰性淋巴瘤患者的合理治疗方式，虽然不能根治，但可以使患者获得长时间的病情稳定，在此期间患者不需要频繁地进行治疗。由于自体移植不良反应率较低，老年患者通常也可以顺利完成移植。

为了提高自体移植的疗效，曾经尝试对采集到的造血干细胞进行体外净化，以免这些细胞成分中混有肿瘤细胞。后来的研究发现，自体移植患者病情复发的原因，通常不是采集到的造血干细胞中混有肿瘤细胞，而是经过预处理后患者体内依然残留的少量肿瘤细胞。近年来，由于单克隆抗体治疗的成功，一些研究采用体内净化的方式增强疗效，在自体移植期间，额外输注针对特定淋巴瘤类型的单克隆抗体（例如利妥昔单抗），期望获得更好的治疗效果。然而，截至目前，还没有足够的证据显示这种治疗有确凿的效果。

与惰性淋巴瘤不一样，无论是中度还是高度侵袭性淋巴瘤，由于肿瘤生长迅速，移植物抗淋巴瘤效应对这类肿瘤效果有限，因此，这类肿瘤甚少采用异体移植进行治疗。对于高危险度（国际预后指数积分偏高）和复发的侵袭性淋巴瘤，自体移植是合理的选择，移植后部分患者有获得治愈的可能。当然，对于预后风险不高的侵袭性淋巴瘤，如果在初次缓解后立刻进行自体移植，通常并不能获得更好的疗效，因此，多数研究认为，没有必要在此阶段进行自体移植。

通常情况下，常规放疗和化疗可以根治绝大多数霍奇金淋巴瘤。但是，如果霍奇金淋巴瘤复发，自体移植可能再次获得根治的机会。

此外，对于分期较晚、估计预后不好的患者，也可以在获得初次缓解后进行自体移植。必要的时候，也可以直接采用异体移植。

164. 什么是临床试验？

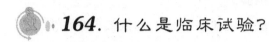

临床试验是测试新治疗方法安全性和有效性的重要方法，其目的主要是测试新药是否安全、是否有效或者是否比其他已有的治疗有效。现代医学的进步越来越依赖于新药的研发，而临床试验就是新药从实验室走进临床的必经之路。

现代制药学流程已经非常成熟，一个新药的研制，首先需要经过实验室中的动物实验阶段，如果药物显示出效果，则可以进入 1 期临床试验。1 期临床试验的目的是决定合适剂量和进一步了解不良反应，多数 1 期临床试验仅针对一小群人，从非常低的剂量开始，如果没有严重不良反应，则增加剂量进一步试验，如此逐渐递增剂量，直至出现比较明显的不良反应，这个过程俗称“爬坡试验”。1 期临床试验的参加者虽然会面临一定程度的危险，但是，也有可能出现显著的效果，从而使患者明显获益，尤其是那些对很多治疗已经丧失疗效的难治复发患者，也许可能从 1 期临床试验中获得意想不到的效果。

通过 1 期试验，研究者已经摸清新药的合适剂量和不良反应，可以进入 2 期临床试验。2 期临床试验会招募更多患者，所有患者均采用同样剂量的治疗。2 期试验的主要目的是进一步了解新药对疾病的效果和不良反应情况。

如果 2 期试验仍然显示有效，则可以进入 3 期试验，在新治疗与同期有效的方法之间进行对比研究。纳入研究的患者人数应该更多，而且通常被随机分为两组，其中一组使用新治疗方法（治疗组），另外一组使用已被证实有效的方法（对照组）。为了避免人为因素干扰试验结果的判断，3 期试验通常采用双盲法实施，患者和具体给药的研究人员都不知道患者究竟分到治疗组还是对照组，只有最终统计数据总结完毕之后，才会揭晓具体的分组信息。由此可见，3 期试验是比较不同治疗方案优劣的最佳选择。国家药品食品管理局在批准新药之前，通常要求完成 3 期临床试验。

如何选择合适的新治疗方法，现代医学越来越依赖科学的客观证据，即所谓“循证医学”的证据，个别病例的治疗成功并不代表同类患者也可以如法炮制，这与传统经验医学存在显著不同。究竟哪种治疗更为安全有效，只有设计合理、操作严谨的一系列临床试验才能提供充足的证据。如果不能显示有效和安全性，则试验应该终止。也只有临床试验才能回答医生和患者共同关心的问题，即究竟应该向患者推荐什么治疗。目前治疗淋巴瘤的多种指南和推荐，总是不断地更新和修订，这些都是层出不穷的临床试验结果的体现。

165. 如何保证临床试验的安全性？

临床试验的参加者可能会存在误区，认为自己作为试验对象，可能会如试验用小白鼠一样面临未知风险。实际情况并非如此，通常在进行人体试验之前，对于疗效、安全性等问题，已经在大量的临床前期研究中获得充足的信息。每一个临床试验启动前，必须将这些信息送交独立的伦理委员会进行讨论，只有在最大限度保障人体试验参加者利益的前提下，伦理委员会才会批准人体临床试验的实施。正式加入试验前，医生将与患者进行深入充分地交流，使患者对自身病情、可选择的治疗、新方法的安全性和预期疗效有充分了解，在自愿签署知情同意书后，方能正式进入临床试验。

临床试验参加者可以从多方面获益。正式进入试验后，患者将接受比其他传统治疗更为细致的观察与随访，同时享受就诊时的多种便利，有权与试验实施医生保持随时沟通。保证受试者安全是所有临床试验的基本原则，因此，一旦出现任何意料之外的事件，患者有权随时退出和终止研究。

166. 淋巴瘤患者应该参加临床试验吗？

通常情况下，临床试验的参加者与试验本身是双赢的，一方面，参加者对淋巴瘤研究做出较大贡献，尤其有助于决定何种治疗具有优势；另一方面，由于已通过合理的前期研究，进入临床试验的治疗方法可以保证一定的有效性和安全性，因此，多数情况下，参加试验的患者可以从研究中有所获益。

大型淋巴瘤治疗中心通常都有一系列临床试验，这些中心往往集中在大城市，试验参加者来自全国各地，由于研究需要密切随访，患者需要权衡试验的利弊，即可能的获益与往返驻地与研究中心之间的困难，然后才能做出正确选择。在决定参加临床试验之前，患者应该充分与负责医生沟通，尽可能全面了解自己的病情和临床试验相关信息，例如临床试验的分期、前期结果、类似的其他试验的具体情况等。多数情况下，患者参加临床试验可能获益，尤其是晚期难治复发患者，参加新药试验有可能获得预料之外的效果。

六 如何应对淋巴瘤

讲述淋巴瘤患者日常生活的注意事项。

167. 淋巴瘤患者日常生活需要注意什么？

淋巴瘤患者放化疗期间，容易出现乏力、感染、出血等并发症，在积极治疗疾病的同时，日常生活方面需要重点注意下面一些事项。①合理休息，保证睡眠。但是，通常情况下无需绝对卧床，如果确实需要长期卧床，应注意定时更换体位，减少肺炎和压疮发生。②适度锻炼，避免外伤，减少出血风险，尤其是伴有血小板减少和出凝血指标异常时，一定要减少不必要的活动。而在治疗稳定后的恢复期，务必由低到高，逐渐增加锻炼强度，增强体质，这样才能最大限度避免复发。③预防血栓形成，避免长期下肢制动，必要的时候可以穿弹力袜。脱水是引起血栓的重要因素，因此，保持每日摄入足量的饮用水，可以最大限度避免血栓事件的发生。④保持积极乐观的心态，一方面有助于积极配合医生的治疗，一方面也有利于重建良好的自身免疫状态，有可能重建良好的肿瘤免疫监控机制，从而避免疾病复发。此外，即使疾病无法根治，保持良好的心态也可以改善生活质量，有可能延长生命。⑤增加营养，注意饮食卫生和均衡，保证热量、蛋白质、维生素以及微量元素的摄入。原则上，淋巴瘤患者无需忌口，但是也应该避免过度营养。

168. 淋巴瘤患者能继续日常工作吗？

很多患者会问，诊断淋巴瘤后还能不能工作，这需要考虑多种因素才能做出正确解答，这些因素包括患者的工作类型、治疗的日程安排、治疗可能出现的不良反应等。此外，患者的个体差异也是决定是否能够继续工作的重要因素。同样的治疗方案和剂量，有些患者可能觉得没有任何不良反应，他们的力量和耐力不会受到任何影响，他们可以在当天的治疗后，立刻投入到日常工作中去。对于这样的患者，休息不一定是必需的，适当的日常工作也许会成为患者的精神支柱，也可能会成为患者转移注意力、保持稳定的社会关系、改善焦虑状态的一味良药。对于另外一些患者，他们治疗后往往会感到非常不舒服，甚至出现比较严重的不良反应，例如恶心、乏力、头晕等，这些患者最好暂停工作。相对而言，国内患者在淋巴瘤治疗期间选择休息的可能性较大，但是，即使暂时终止工作，日常生活中做一些力所能及的家务，或者适当的体能锻炼都有利于患者康复。

169. 淋巴瘤患者能继续体能锻炼吗？

对于大多数患者来说，运动有益于身心健康，尤其是有氧运动可以提高患者心肺功能，增加患者对各种治疗和病情进展的耐受能力。一般来说，每周进行至少 150 分钟中等强度的运动，或者 75 分钟高强度运动比较合适，同时应该进行 2～3 次包含主要肌群的训练。不过，运动强度需要根据每一个患者的具体情况进行评估，其中，体重、血压、贫血情况、器官功能状况和疾病状态等是比较重要的指标。刚刚手术、重度贫血、急性感染、血小板严重降低等患者暂时不宜运动，应该等情况好转后再进行安排。

170. 是否应该将真实病情告知淋巴瘤患者？

1957年，美国将知情同意权从法律上首次引入医疗领域，规定医生必须如实告知患者病情。在我国，《医疗事故处理条例》明确规定医护人员有告知义务，患者拥有对真实病情的知情权。但是，由于受到传统文化的干扰和影响，患者可能对恶性肿瘤采取回避态度，而家属通常也会基于“保护患者”的原则，拒绝将实际病情告知患者。这种实质上违反法律的行为，不仅剥夺了患者的知情权，也使其失去了自主选择医疗方案及最后生活方式的权利。

研究表明，尽管恶性肿瘤患者知情后会出现失望、恐惧和愤怒等负面情绪，但是随着现代医学的发展，肿瘤治疗效果的逐渐改善，经历了最初的负性情绪之后，获知病情的大多数患者会出现强烈的生存欲望，最终表现出眷念、期待、抗争、坚强等正性心理特征。因此，合理的告知方式，可能有助于发掘和激发患者的这些正性心理，有利于增强战胜疾病的信心，使其自觉配合治疗，并且有计划、目的明确地安排自己的生活。所以，是否告知恶性肿瘤患者这个伦理问题，在很大程度上已经获得共识，现在的讨论焦点，已经转换到“如何告知”这样的技巧性问题上。

关于如何告知的技巧性问题，需要医护和家属密切配合，不同患者之间，最理想的告知方式存在差异，难以一概而论。总体上看，告知需要注意以下原则：①需要根据患者年龄、性别、肿瘤类型、语言和文化背景选择合适的告知方式；②告知前应该进行心理评估，根据不同评估结果进行告知；③合适的告知人和告知时间、环境，有助于患者顺利度过最初的负性心理期；④良好的交流沟通技巧，包括医护人员和家属都需要提高交流沟通技巧，必要时还可以开设相关讨论课程。

171. 淋巴瘤患者如何回归社会？

随着医学的进步，越来越多的淋巴瘤患者获得良好的治疗效果，其中部分患者甚至可以获得根治。因此，在淋巴瘤患者患病和康复期间，尽管需要作为一个特殊的社会群体受到各方面的关照，但是，这些患者不应该永远作为特殊群体而游离于主流社会之外。回归主流社会，尽可能与健康人一样生活和工作，应该是淋巴瘤患者治疗和康复的最终目标，也是提高生活质量的重要方面。

淋巴瘤患者回归社会的方式方法很多，每个人所走的路也各不相同，但是，下面一些共性的原则是非常重要的。①始终保持良好的健康心态，培养乐观积极的正性情绪，是回归社会的必经之路；②强调综合治疗的重要性，通过合理的原发病治疗、心理干预、体能锻炼、社会心理调整以及正确的康复措施，使患者步入积极生活的轨道，是患者回归社会的重要保障；③根据自己的身体情况，尽可能恢复力所能及的工作；④积极参与淋巴瘤康复组织的社会活动，通过与他人的交流沟通，获得心理上的支持、社会或他人的帮助，这些都是医院治疗和家庭温暖无法替代的，也是患者尽快回归社会的重要手段。

172. 淋巴瘤复发了怎么办？

淋巴瘤是一种恶性肿瘤，尽管现代医学在治疗上获得了巨大成功，但是，部分患者在获得较好疗效之后，仍然不能完全避免复发。如果怀疑淋巴瘤复发，患者应该尽快联系初次诊治时的医生，有条件时应该重复做活检以证实是否复发。一旦证实复发，需要重新全面评估病情，了解病变累及范围以及患者各种重要器官脏器功能情况，以便制订进一步联合化疗方案。通常情况下，如果复发距离上一次化疗的时间较长，则可以考虑使用同样的方案进行再次化疗；相反，如果复发距离上一次化疗时间较短，通常意味着肿瘤对类似方案耐药，因此，应该选用不同于上一次的方案进行化疗。如果复发后再次化疗获得良好疗效，有条件的患者可以考虑进行高强度放化疗并自体造血干细胞移植，少数甚至可以考虑异基因造血干细胞移植。与其他实体肿瘤不一样，淋巴瘤的复发，并不意味着失去治愈的机会。所以，患者及其家属应该摆正心态，积极配合医生进行合理治疗，争取获得再次治愈。

173. 终末期淋巴瘤患者该怎么办？

尽管现代诊断治疗技术已经有了巨大的进步，部分淋巴瘤患者依然治疗困难，最终难免面临死亡。实际上，死亡是每一个生命必须面对的生存事实，生死教育的普及在一定意义上代表了社会文明的程度，当医疗手段无法挽回生命的时候，理性看待死亡，与自己所爱的人开诚布公地讨论相关问题是合理的做法。由于儒家传统文化和其他宗教信仰等因素的影响，我国家庭及社会的生死教育极度缺乏，大众对死亡话题往往采取回避态度，即使至爱亲朋之间，对此通常也讳莫如深。由于缺乏充分沟通，患者及其家庭成员之间甚至会为此产生误解和疑虑。临床工作中，如果现有医疗手段已经无法奏效，勉强进行化疗不仅无济于事，反而有可能给患者带来更大的痛苦。如果能够开诚布公地讨论病情，可以使患者明了自己的处境，在权衡获益与风险后，选择合适的治疗方案。诚然，如果有一丝希望，很多患者也会选择继续冒险治疗，但是，某些情况下，即使冒险积极治疗也无济于事的时候，选择放弃治疗，理智地接受死亡是艰难但合理的选择。选择放弃无谓的治疗，需要患者充分了解自己的现状，需要患者充分信任自己的主治医生，也需要家属的理解和支持。

充分了解自己的病情后，如果选择放弃无谓的治疗，也可以使患者心理上获得彻底放松，可以着手合理安排自己剩余的时间，处理急需解决的问题，从而使患者在有限的时间内获得较高的生活质量。针对晚期淋巴瘤患者的临终关怀教育，也如同其他疾病的终末期治疗一样，越来越受到社会的关注，近年来倡导的“尊严死”即是这种理智选择的体现。对于普通非肿瘤患者，一旦病情严重或多器官功能衰竭，通常需要进行心肺复苏和机械通气等生命支持，这种情况下，患者无法再对自己的治疗方案进行选择，因此，对于终末期淋巴瘤患者，如果最后选择放弃毫无意义的抢救和生命支持措施，通常应该通过律师将自己的抉择提前进行公证。这种在临终时放弃“复苏”措施的选择，在国外已经非常成熟。近年来，不施行心肺复苏在国内也逐渐被认可和实践，但还需要在法律上进一步完善其具体操作。

放弃对肿瘤本身的积极治疗，并不意味着放弃所有的治疗，针对患者的各种不适症状，可以继续进行相应的对症治疗，这些通常被称为“姑息治疗”。由于时日无多，治疗应该以缓解患者痛苦，改善生活质量为目的。对于晚期肿瘤患者，尤其需要强调的是控制疼痛的对症治疗，按照目前 WHO 的建议，对这类患者的止痛治疗极为重要，为了达到控制疼痛的目的，医生可以逐渐增加吗啡一类强效镇痛药物的剂量，使患者完全感觉不到疼痛，这是临床医生的任务，也是社会文明进步的体现。与此相反，不仅仅是患者，目前甚至国内部分医生对此仍然存在误区，过分强调对疼痛的忍耐，过分担心对镇痛药成瘾，其实是完全错误和不文明的体现。